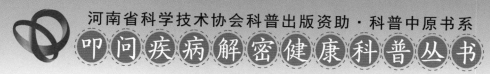

河南省科学技术协会科普出版资助·科普中原书系

叩问疾病解密健康科普丛书

河南省医学会组织编写

丛书主编 刘章锁 王 伟

近视手术100问

——眼更亮 看更清

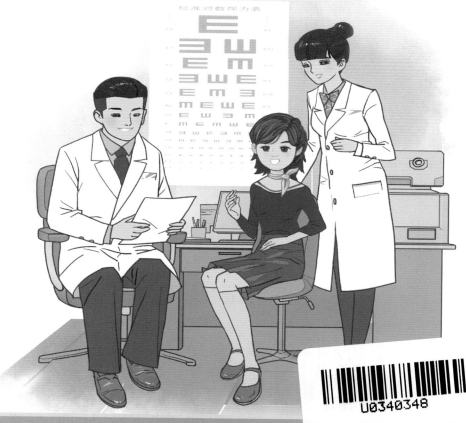

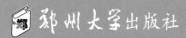

U0340348

本册主编 庞辰久

郑州大学出版社

图书在版编目 (CIP) 数据

近视手术100问：眼更亮 看更清 / 庞辰久主编 .—
郑州：郑州大学出版社, 2022.6
（叩问疾病 解密健康科普丛书 / 刘章锁，王伟主编）
ISBN 978-7-5645-8494-8

Ⅰ. ①近… Ⅱ. ①庞… Ⅲ. ①近视 – 眼外科手术 – 问
题解答 Ⅳ. ①R779.6-44

中国版本图书馆 CIP 数据核字 (2021) 第 279021号

近视手术100问——眼更亮 看更清
JINSHI SHOUSHU 100 WEN——YANGENGLIANG KANGENGQING

策划编辑	李龙传	装帧设计	曾耀东
责任编辑	薛 晗	插图设计	耀 东 鹏 程
责任校对	张彦勤 常 田	责任监制	凌 青 李瑞卿

出版发行	郑州大学出版社	地 址	郑州市大学路40号(450052)
出 版 人	孙保营	网 址	http://www.zzup.cn
经 销	全国新华书店	发行电话	0371-66966070
印 刷	河南文华印务有限公司		
开 本	710 mm × 1010 mm 1/16		
印 张	8	字 数	112千字
版 次	2022 年 6 月第 1 版	印 次	2022 年 6 月第 1 次印刷

书 号	ISBN 978-7-5645-8494-8	定 价	39.00元

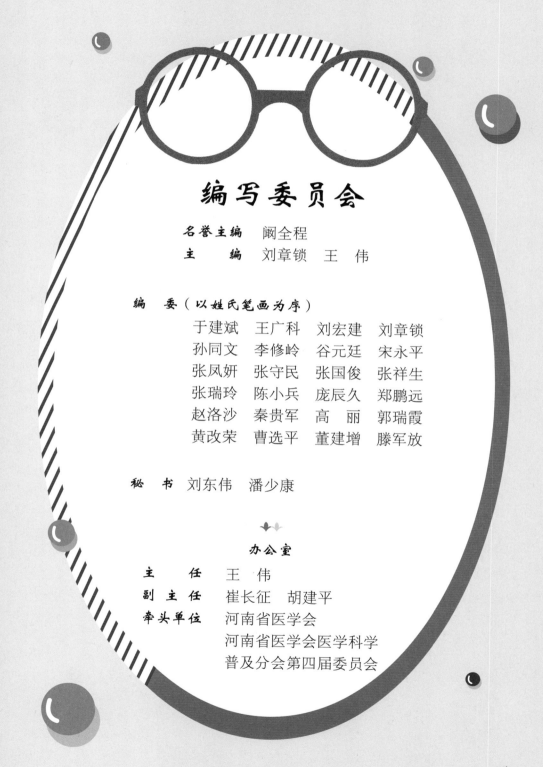

编写委员会

名誉主编 阚全程

主　　编 刘章锁　王　伟

编　　委（以姓氏笔画为序）

于建斌　王广科　刘宏建　刘章锁
孙同文　李修岭　谷元廷　宋永平
张凤妍　张守民　张国俊　张祥生
张瑞玲　陈小兵　庞辰久　郑鹏远
赵洛沙　秦贵军　高　丽　郭瑞霞
黄改荣　曹选平　董建增　滕军放

秘　　书 刘东伟　潘少康

办公室

主　　任 王　伟

副 主 任 崔长征　胡建平

牵头单位 河南省医学会

河南省医学会医学科学

普及分会第四届委员会

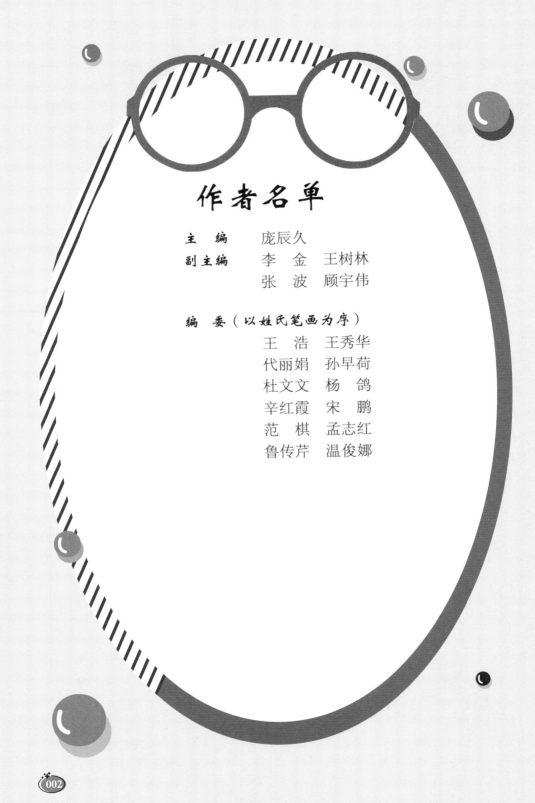

作者名单

主　编　　　庞辰久

副主编　　　李　金　王树林

　　　　　　张　波　顾宇伟

编　委（以姓氏笔画为序）

　　　　　　王　浩　王秀华

　　　　　　代丽娟　孙早荷

　　　　　　杜文文　杨　鸽

　　　　　　辛红霞　宋　鹏

　　　　　　范　棋　孟志红

　　　　　　鲁传芹　温俊娜

前言

近数十年来，全球的近视呈现快速增长趋势，已演变为全球公共卫生问题。最新流行病学调查结果显示，2020年，我国儿童青少年总体近视率为52.7%，其中学龄前儿童为14.3%，小学生为35.6%，初中生为71.1%，高中生为80.5%。新型冠状病毒肺炎传播以来，随着"网课"的普及和户外活动时间的进一步减少，中小学生近视的比例增长得更加迅速。据估计，2050年全球近视眼人数将达到47.58亿，占全球总人口的49.8%。因此，加强近视的防控必须广而告知，人人重视。

2022年1月4日，国家卫生健康委印发《"十四五"全国眼健康规划（2021-2025年）》，绘制了一幅眼健康事业高质量发展蓝图。其中，在推进近视防控和科学矫治工作方面，将提高有效近视矫正覆盖率，减少高度近视导致的视觉损伤人数等作为目标。作为眼科医务工作者，我们要倡导全社会重视近视的科学防治，深入开展近视的防治科普宣传，普及眼健康理念及有关近视矫正的相关知识，引导全民注重眼健康及有效矫正近视。

青少年近视可通过配戴眼镜矫正，18岁以后眼球发育停止，近两年屈光状态稳定，可通过手术矫正来实现"摘镜"愿望。屈光手术目前分为激光角膜屈光手术［角膜表层手术、飞秒激光制瓣的角膜基质层手术和无瓣的飞秒激光小切口基质透镜取出术（全飞秒激光手术）］和晶体屈光手术。国内近视屈光矫正手术已有将近30年的历程，据不完全统计，目前我国每年大约有150万例患者做近视屈光手术，从而摆脱了戴眼镜的烦恼。如何选择更加适合自己的手术方式已成为不少近视朋友的关注点。

综上所述，我们诚邀在屈光手术领域具有丰富科普经验的知名中青年专家编写了河南省医学会叩问疾病解密健康科普丛书之《近视手术100问——眼更亮 看更清》一书。本书内容上分为7个部分，涵盖了近视、远视、散光、弱视的基本知识，近视的治疗方法，摘镜手术的适应证，摘镜手术的方式，摘镜手术前的基本知识，摘镜手术当天的注意事项以及摘镜手术后的注意事项共计100个问题，对认识"近视、远视、散光"，到"矫正方法——摘镜"，再到"摘镜前、中、后的注意事项"等常见问题进行了详细讲解。全书既秉承了专业科普的严谨性，结构合理、层次分明；又兼顾了大众科普的可读性，图文并茂、通俗易懂。每个部分均以问题引出内容，并辅以形象生动的图片，增加了全书的吸引力和科普性。

我们竭诚希望本书能为社会大众普及屈光不正的科学知识提供参考，为我国近视防治普及工作做出点滴贡献。但作为科普读物，本书中可能会有个别措辞与专业术语有所不同，不可照搬引用。在本书的编写过程中虽然参考了权威书籍和循证依据，但限于水平，可能会存在疏漏和不足之处，恳请读者批评指正！

最后，希望本书能够受到广大读者的欢迎！

编者

2022 年 4 月

目录

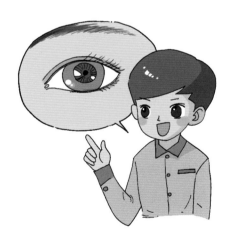

一

近视、远视、散光、弱视的基本知识

1 什么是近视眼？ 近视眼形成的原因是什么？

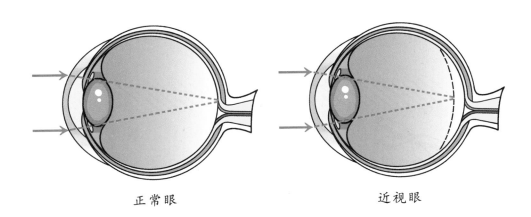

正常眼　　　　　　　　　　　　　近视眼

答：眼在调节松弛的状态下，平行光线（5米外）经过眼的屈光系统后，在视网膜之前形成焦点，这种光学状态的眼称为近视眼。近视眼的远点移近，为屈光力大于眼球轴长的一种屈光不正。近视和近视眼是两个完全不同的概念，近视指的是远视力下降而近视力正常的一种现象，而近视眼是眼屈光不正的一种类型，指的是把物像聚焦在视网膜前的这种眼球屈光状态，可能是眼轴变长了，也可能是因为角膜或晶状体的曲率高了或者是因为眼内屈光介质的屈光指数增高所致，近视眼时有近视的表现，但有近视表现的不一定都是近视眼，例如，有调节痉挛的远视眼也可有近视的表现。

近视眼根据其发病原因可分为5类：

（1）单纯性近视眼：绝大多数起自青春发育期，是人眼适应外界环境而形成的近视眼，也称为获得性近视眼，随发育停止而渐趋稳定，个别见于成年期。单纯性近视进展较慢，近视程度一般为低度或中度；近视力正常，远视力多可理想矫正，其他视功能多正常，遗传因素不明显。

（2）病理性近视眼的主要特点有早年发病，近视屈光度持续进行性加深，发展快，成年后变慢或相对静止。屈光度一般在−6.0D以上，眼轴明显延长，眼底病变早期即可开始，并逐渐加重，视功能明显受损，有遗传因素，多伴并发症。

（3）继发性近视眼是一些眼球先天性屈光（如圆锥角膜、球性晶状体等）或由于手术植入人工晶体的度数过高或异位、眼球疾病等所继发的近视眼，一般可找到原发疾病。

（4）并发性近视眼多是由于药物中毒、代谢异常等引起的一时性近视现象，这类近视多有明确的诱发因素，视力波动反复、屈光度一般较低。

（5）假性近视眼多见于低度远视眼或屈光参差等所引起的睫状肌调节紧张。

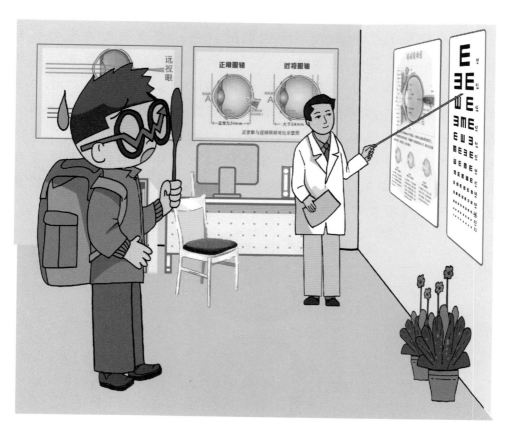

2　什么是远视眼？

答：眼在调节松弛的情况下，平行光线经过眼的屈光系统折射后，在视网膜之后形成焦点，称为远视，可能是由于眼屈光力过小或者眼轴过短，具有这种光学性质的眼球称为远视眼。引起远视最常见的原因是轴性远视，它是眼轴相对较短引起的。婴幼儿眼球小，眼轴短，普遍存在远视，故婴幼儿的远视眼可认为是生理性的。随着年龄的增长，眼轴不断延长，远视度数不断减少，一般到8~9岁变成正视眼，该过程称为正视化过程。如果新生儿远视度数过高或者由于某种原因发育障碍，正视化过程不充分，眼轴不能达到正常长度，即成为永久性轴性远视眼。屈光性远视指屈光系统屈光力相对较小而引起的远视，根据屈光力来源可分为曲率性远视、屈光指数性远视。前者指由眼球任何屈光面（包括角膜、晶状体等）的弯曲度较小所形成，如先天性、外伤性或角膜疾病所致的扁平角膜。后者指由眼球屈光介质（包括角膜、晶状体等）的屈光指数变小而引起。如无晶状体眼导致的高度远视。远视眼为获得更清晰的物像会持续性使用调节，调节的使用能一定程度上提高远视患者的裸眼视力，但同时也会引起视疲劳、调节性内斜视等一系列并发症。

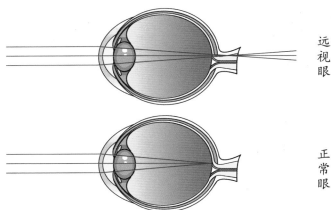

远视眼

正常眼

3 什么是散光？

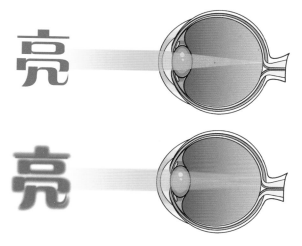

答：散光是屈光不正的一种，外界光线进入眼内不能在视网膜上形成焦点，而是形成两条焦线，从而形成不清晰或重叠的影像，看远看近都不清楚。由于角膜和晶状体占据了整个屈光系统的绝大部分屈光力，所以眼球的散光来源主要是角膜和晶状体，其中角膜来源的散光占眼球散光的80%。轻度无症状的散光不需要矫正。有症状的轻度散光、高度散光或视力障碍者均须用圆柱镜矫正。不规则散光可用角膜接触镜矫正。散光眼也可用近年来发展起来的特殊接触镜和屈光手术进行矫正。散光和近视眼及远视眼一样影响视力，但散光要复杂得多，因为它在屈光度和方向两个方面都存在问题。一般情况下，散光度数是比较稳定的，且不会随年龄增长而增加度数。因此轻度散光（50度以内）一般不需要矫正。但从事精密工作者或需长时间阅读细小文字者，则可考虑戴眼镜；中高度散光及远视性散光或近视性散光，多以配戴眼镜来矫正；圆锥形角膜的早期，角膜不规则散光不明显时，框架眼镜或者一般软性接触镜可以达到较好的矫正视力，随着病变的进展，当框架眼镜或软性接触镜无法得到满意的矫正视力时，则可采用硬性接触镜。但如因角膜受伤所引起的角膜混浊或龟裂，则无法矫正。所以保护角膜很重要。

4

什么是弱视？

答：弱视是由于视觉发育期内异常的视觉经验（单眼斜视、屈光参差、高度屈光不正以及形觉剥夺）引起的单眼或双眼最佳矫正视力下降，眼部检查无器质性病变。弱视分为以下4类。①斜视性弱视：单眼性斜视形成的弱视。②屈光参差性弱视：双眼远视性球镜屈光度数相差1.50DS，或柱镜屈光度数相差1.00DC，屈光度数较高眼形成的弱视称为屈光参差性弱视。③屈光不正性弱视多发生于未配戴屈光不正矫正眼镜的高度屈光不正患者。屈光不正主要为双眼高度远视或散光且双眼最佳矫正视力相等或接近。远视性球镜屈光度数≥5.00DS、柱镜屈光度数2.00DC，可增加产生弱视的危险。④形觉剥夺性弱视是由于屈光间质混浊、上睑下垂等形觉剥夺性因素造成的弱视，可为单眼或双眼，单眼形觉剥夺性弱视较双眼弱视后果更加严重。同时，将不同年龄儿童视力的正常值下限定义为：年龄在3岁以下儿童视力的正常值下限为0.5，4~5岁儿童视力的正常值下限为0.6，6~7岁儿童视力的正常值下限为0.7。

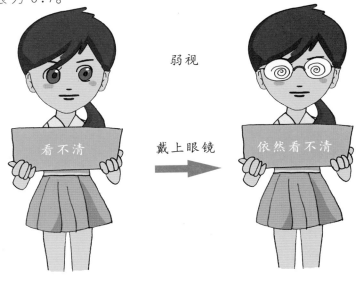

弱视

看不清　　戴上眼镜　　依然看不清

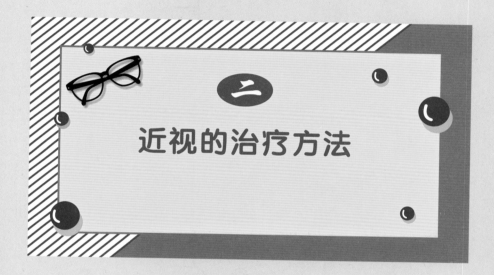

二

近视的治疗方法

5 近视眼怎么矫正？

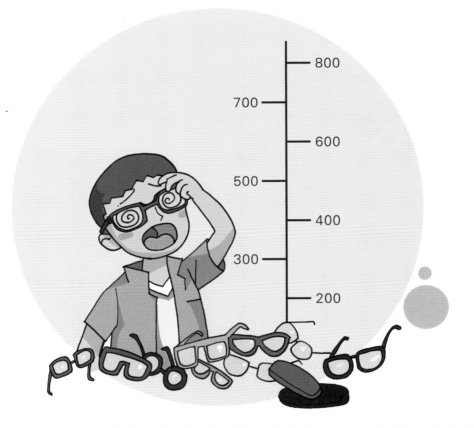

　　答：（1）大多数近视眼属于眼轴增长的轴性近视眼，任何药物都无法使近视眼增长的眼轴变短，但抗胆碱类药物阿托品具有明确的阻止近视加深的作用，可用于防止近视程度的加深，也可用于青少年屈光参差眼的治疗，以期能减少屈光参差，获得更好的双眼视觉。

　　（2）矫正近视眼的主要方法是配戴眼镜，选择适当的凹透镜，使其焦点距离刚好与眼的远点距离一致，则平行光线被凹透镜发散后，焦点后移，正好落在视网膜上。近视眼配戴眼镜可提高视力，促使调节与集合平衡，消除视疲劳，降低屈光参差，利于发展双眼视功能。

（3）角膜接触镜分普通软性角膜接触镜和硬性角膜接触镜，对成像的放大率影响较小，视野较大，而且不影响外观，特别适用于高度近视、屈光参差较大及某些特殊职业者，但配戴时要求按照接触镜配戴规则进行配戴和注意用眼卫生。

（4）屈光性手术分为：角膜屈光手术和有晶体眼人工晶体（ICL）植入术。

角膜屈光力占眼球总屈光力的 2/3，因此针对角膜进行的降低屈光力的手术对近视眼的矫正非常有效，手术的目的是降低角膜屈光力，使物像后移至视网膜聚焦，从而使物像清晰达到矫正近视眼的目的。

有晶体眼人工晶体植入术属于眼内手术，相当于在虹膜和晶状体之间放置一个"隐形眼镜"。

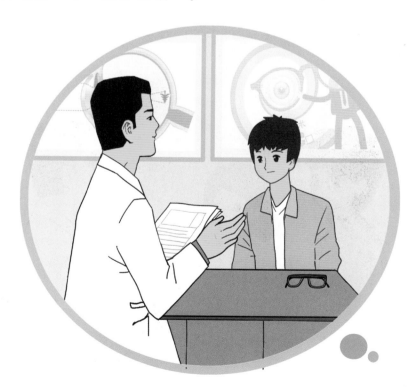

6 什么人需要手术摘镜？

答：（1）18岁以上50岁以下成年人：未成年人眼轴发育不稳定，不符合手术条件，而中老年人因为年龄关系，会逐渐出现"老花"和白内障，影响近视手术效果。老年人可以通过手术把白内障、近视一同解决。而较年轻的成年人，用眼需求大，手术后可以享受几十年的清晰视力。

（2）有特殊职业需求的人：参军入伍、报考军校，以及报考民警、特警等公务员岗位时，都对裸眼视力有明确要求，这些人都可以接受近视手术，而且现在国家也认可通过激光近视矫正手术后恢复正常视力的人。

（3）不想被束缚、追求颜值的人：近视不仅会造成生活不便、运动受限，而且可能拉低颜值。在这个看重颜值的年代，大家更希望追求更好的生活品质，所以越来越多的年轻人选择了近视手术治疗近视。

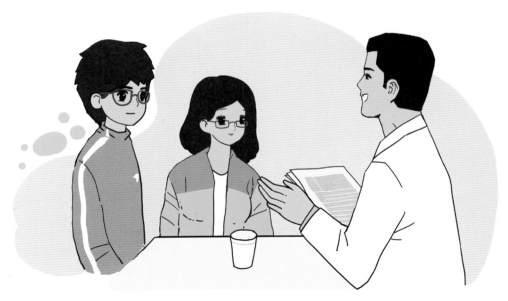

三

摘镜手术的适应证

7 手术年龄范围是多少？

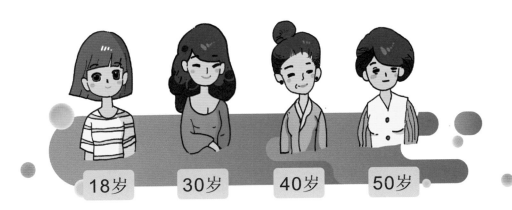

18岁　30岁　40岁　50岁

　　答：目前屈光手术一般适用于18~50岁的患者。我们刚出生时，眼轴是较短的，处于远视状态，随着身体发育，眼轴逐渐拉长，达到24毫米左右，也就是所谓的正视化过程。18岁以下的青少年正处于生长发育的阶段，眼轴可能继续发展，屈光度数还未完全稳定。近视手术只能解决现阶段的近视度数，术后仍有增长度数的可能性，如果在眼部情况还未稳定时进行手术，不能保证屈光手术效果的稳定性。18岁以后大多数患者的眼屈光度基本稳定，出现术后视力回退等问题的可能性很小。50岁以上的人群因为晶状体调节能力下降会出现"老花"的症状，如果进行屈光手术，将直接影响患者的"近视力"，术后仍需要配戴老花镜进行近距离工作，进行屈光手术的意义不大。另外随着年龄的增加，有些人会出现白内障等退行性眼病，也不建议接受屈光手术。当然，屈光手术还需要根据患者所从事的职业考虑，如患者从事体育、舞蹈或者征兵需要选择摘镜，年龄可适当提前。具体情况还需以术前检查结果为准。

8

弱视能做手术吗?

答：弱视和近视、远视、散光是不一样的疾病，弱视是指眼睛在视觉发育的关键期内，没有得到足够的刺激，从而形成最佳矫正视力下降，但是检查却没有发现病理性的改变，这种疾病最好是早发现、早治疗，成年后就没有好的治疗方法了。但弱视也分为轻度、中度、重度。比如轻度、中度患者如果目前最佳矫正视力能达到0.5或0.6以上，患者本人对视力要求又不高，不是为了符合征兵体检，必须要求达到0.6（或4.8）以上，就是单纯地为了摘掉眼镜方便日常生活，还是可以考虑手术的。对于重度弱视患者，如果戴上眼镜视力也没有提高或者改变不大，就没有手术意义了。我们需要知道，激光手术只是把近视、远视、散光等屈光不正度数做掉，术后也只是达到自身的最佳矫正视力，从而代替戴眼镜的作用，无法治疗其他疾病。

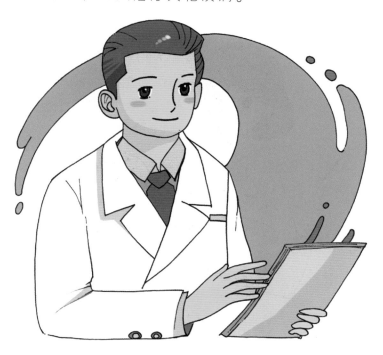

9

散光能做手术吗？

答：散光是可以做手术的。散光也属于屈光不正的一种，只要是屈光不正的问题，都是可以通过屈光手术去解决，散光也不例外。但激光治疗近视、远视、散光都有一定的治疗范围，一般治疗范围是散光600度以内、近视1200度以内、远视600度以内，散光可以和近视、远视同时治疗。如果患者是高度近视、高度散光，或者是高度近视加高度散光，超过激光的治疗范围，不能做激光手术，可以选择另外一种手术方式即晶体植入手术。晶体植入手术最大治疗范围为近视1800度。但在手术前一定要去正规大型眼科医院屈光手术中心做全面的眼科检查，根据患者屈光度、角膜厚度、眼轴、眼底、眼压、内皮等综合因素，看是否符合手术条件及选择哪一种手术方式进行手术。

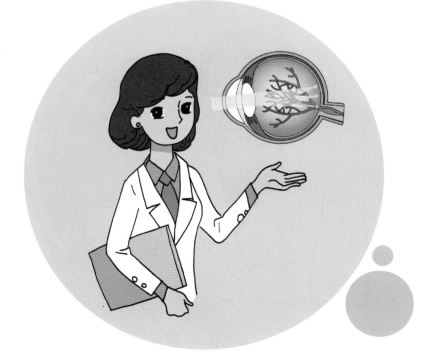

10 两只眼度数差别很大影响手术效果吗？

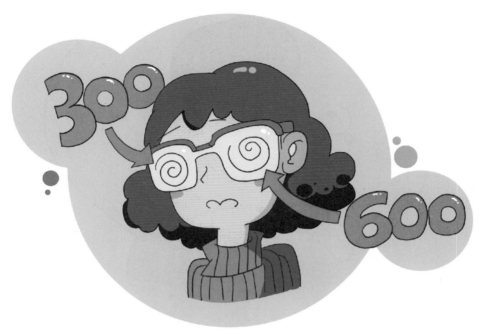

　　答：两只眼的屈光状态在性质和（或）程度上有显著差异在临床上被称为屈光参差。当双眼屈光度相差较大时，外界物体在双眼视网膜上的成像大小不等，常会引起双眼视功能受损，导致融像困难、视物疲劳、立体视觉异常等。近视性屈光参差的患者，近视度数较低眼用于注视远处目标，近视度数较高眼用于注视近距离目标，导致双眼不能同时使用，容易影响眼睛的融合功能。屈光手术是通过角膜激光手术或晶状体屈光手术，矫正或减少其屈光度和屈光参差的程度，来帮助眼睛达到正常的视物状态，使眼睛融合功能加强。因此屈光参差患者可选择对单眼或双眼实施屈光手术，以达到完全矫正屈光不正或减小屈光参差程度的目的。手术时间短，术后视觉质量高，可以帮助恢复或部分恢复双眼视功能。但如果因屈光参差导致了弱视，手术也只能提高最佳矫正视力。

11 眼睛容易干和疲劳可以做手术吗？

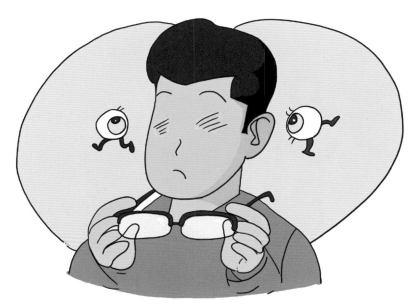

　　答：干眼引发泪膜稳定性下降，会引起角膜 K 值和前角膜曲率发生明显变化。大家都知道，精准屈光手术术前需对眼睛进行精准测量、分析、计算，而术中精准实施手术方案、术后精准评估疗效，这一切的基础始于精准的术前检查。如果在检查过程中由于泪膜不稳定而引发相关计算参数的变化，肯定会引起手术设计上的错误，那么不论手术做得多么完美，最终手术的效果都会大打折扣。干眼和疲劳会影响屈光手术的体验感，降低患者依从性，加剧术后视力的波动，增加术后屈光回退的可能，影响术后视觉质量。再者，《激光角膜屈光手术临床诊疗专家共识（2015年）》上指出：重度干眼是手术的绝对禁忌证，中度干眼是手术的相对禁忌证。因此，对于那些眼睛容易干和疲劳的患者，首先要治疗干眼和缓解疲劳，然后再考虑行激光角膜屈光手术治疗近视。

12 月经期可以做手术吗？

答：屈光手术时长为10~15分钟，术中患者姿势保持平卧位。女性患者若因月经期身体不便无法配合，应避免在这段时间进行手术。若患者无明显身体不适且有手术需求的情况下可考虑手术，但手术前应告知医生，并且在手术过程中若有不适症状应及时与医生沟通，以便手术医生及时依据患者情况调整手术方案。

13 怀孕可以做手术吗？

答：怀孕属于屈光手术的相对禁忌证。怀孕是一个特殊的生理阶段，这个阶段药物的使用受到较多限制，而屈光手术后需持续使用抗生素滴眼液和糖皮质激素滴眼液1个月左右（表层手术用药时间更长）。虽然滴眼液对胎儿的影响很小，但出于安全考虑，不建议在这个特殊阶段进行手术。并且妊娠期妇女体内激素水平会发生明显变化，这种变化可能影响角膜组织的含水量等，造成角膜水肿或屈光度的改变，导致术前的检查结果不一定准确，从而影响手术效果。另外孕妇免疫力和抵抗力相对较差，虽然近视手术创伤很小，但也存在术后感染的可能性，因此不建议手术。

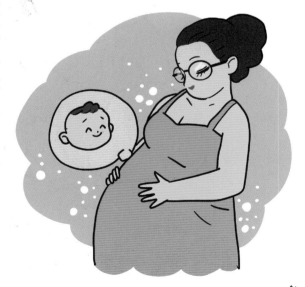

14　哺乳期可以做手术吗？

答：哺乳期属于屈光手术的相对禁忌证。同怀孕一样，哺乳期也是一个特殊的生理阶段。第一，哺乳期术后使用滴眼液不能排除药物通过母体的乳汁进入婴幼儿体内的可能性；第二，哺乳期的女性体内激素水平尚未恢复至正常水平，可能会发生角膜含水量的改变和屈光度的波动，从而影响手术的准确性和手术效果。因此可以等哺乳期结束后再进行近视手术，这样既能保证操作的安全性，也避免了对婴幼儿带来潜在风险的可能性。

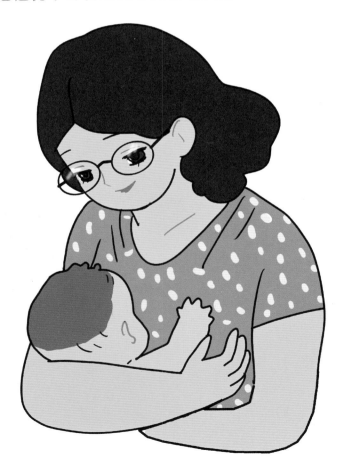

四

摘镜手术的方式

15 手术方式有哪些？

答：目前主流的近视手术方式主要包括：

（1）飞秒激光小切口角膜基质透镜取出术（全飞秒激光手术，SMILE）：也称角膜微创手术。整个手术过程主要应用全飞秒激光来完成。首先采用角膜吸引环固定眼球，飞秒激光穿越角膜组织在角膜基质内制作一个微透镜，再通过2毫米的飞秒激光切口将微透镜取出，达到矫正近视的目的。该术式无须制作角膜瓣，这就避免了因角膜瓣造成的术中及术后的并发症，手术切口小，术后角膜生物力学稳定性更好；视力恢复快，视觉质量好，屈光状态稳定；激素用药时间短，舒适度高，发生干眼可能性小。但此术式不适用于角膜过薄的患者。

（2）飞秒激光制瓣的准分子激光原位角膜磨镶术（半飞秒激光手术，FS-LASIK）：飞秒激光可以穿越透明组织实现"隔山打牛"的效果而对穿越的组织无影响，因此飞秒激光制瓣相对于角膜板层刀制瓣更精准，安全性更高。相对于全飞秒手术，它矫正近视、散光的度数范围更广，而且还能矫正远视；对于那些度数偏低或偏高的近视、低于600度的远视、角膜厚度偏薄的、高度散光的、角膜表面不规则相差较大等特殊情况，具有一定的优势。但由于术中制作了角膜瓣，术后存在角膜瓣移位的风险。

（3）板层刀制作超薄瓣的准分子激光原位角膜磨镶术（SBK-LASIK）：在角膜上用特制的角膜板层刀制作一个带蒂的角膜瓣，然后掀开角膜瓣暴露角膜基质，在角膜基质床上进行准分子激光切削，最后复位角膜瓣。该术式适用范围广，术后眼部刺激症状轻微，术后视力恢复快。但同半飞秒手术一样，有关角膜瓣的并发症不可完全避免。由于飞秒激光的应用，目前SBK-LASIK已逐步被FS-LASIK所替代。

（4）准分子激光上皮瓣下角膜磨镶术（LASEK）：属于角膜表层手术。该术式采用乙醇浸润并松解角膜上皮和前弹力层之间的连接，在角膜上皮下层和基质表面之间进行准分子激光切削，不需要制作角膜瓣，且节省角膜，长期预后好。但由于角膜上皮愈合时间至少需要72小时，因此术后视力恢复慢，疼痛、流泪等眼部刺激症状明显；少数患者术后发生角膜上皮下雾状混浊，激素用药时间长，因此激素性高眼压的发生率可能稍高。该手术更适合近视度数较低、角膜较薄、无法进行其他角膜手术的患者。

（5）有晶体眼人工晶体（ICL）植入术：属于眼内手术，相当于在虹膜和晶状体之间放置一个"隐形眼镜"。该术式保留了自然晶状体，具有可逆、保留调节力等优势。无须切削角膜组织，术后发生干眼的可能性更小，对于角膜手术风险大、高度以及超高度近视且前房深度≥2.8毫米的患者，ICL植入术是可供选择的手术方法。但由于是眼内手术，操作相对复杂，对手术室的环境以及医生的技术要求更高，术后发生继发性青光眼、白内障、感染的可能性稍大。

总之，不同的手术方式有各自的特点和适用人群，医生会根据患者的眼部情况综合考虑，制订最适合患者的个性化手术方案。

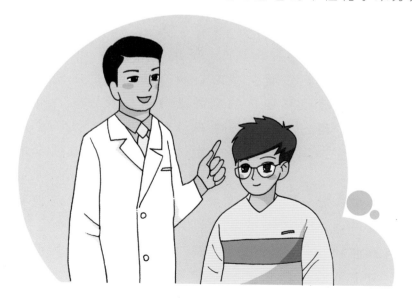

16 手术方式如何选择？

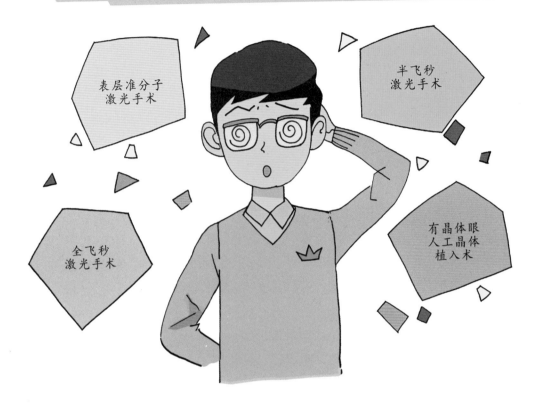

表层准分子激光手术

半飞秒激光手术

全飞秒激光手术

有晶体眼人工晶体植入术

答：任何一种屈光手术本质上都是矫正视力，而不是从根本上使眼球恢复到"出厂设置"状态，所有想通过手术矫正视力的近视朋友，均需经过严格谨慎的全面眼科检查及评估，排除一些不符合手术条件的情况，根据眼睛具体的数据、个人职业、生活喜好，和医生充分沟通，全面考虑后选择最安全、最适合本人的手术方案。

（1）如果你是600度以下中低度近视，又或术前检查发现角膜薄而且能严格遵医嘱定期复诊，点眼药水依从性好，能忍受术后早期刺激症状，有充裕的时间等待视力恢复，并且可能从事剧烈运动、搏击等容易致伤眼睛的专业和工作者，那么建议首选表层准分子激光手术。

（2）半飞秒激光手术相比较表层准分子激光手术而言，更适合角膜相对偏薄、高度近视、散光、远视，本人要求视力恢复快、刺激症状轻、不想长期点眼药水、平时较少做冲撞性运动的情况；如果术前检查有角膜表面不规则或高度散光及像差较大等情况者，建议酌情选择"Q值引导""波前像差引导"和"地形图引导"等多种个体化手术方案，可以最大限度地带来清晰舒适的视觉效果；还有一些术中可能配合不好的，建议选择半飞秒激光手术，即使在飞秒激光扫描过程中配合不好使得程序中断，也可以重来而丝毫不影响手术的安全和效果；如果术前检查发现有干眼症状者不建议选择此类手术。

（3）全飞秒激光手术则适合近视度数不过低或不过高、角膜厚度充足、角膜表面形态良好、本人要求迅速恢复视力，或是军警、运动员等存在眼部冲撞活动风险的人群；术中对配合程度要求稍高，术前可以做一些注视训练以利手术。

（4）有些朋友近视度数非常高，或者检查发现角膜条件不符合激光手术要求，但又想摘掉眼镜，其他还有一些心理上对切削角膜组织比较抵触的，或者术前有明显干眼症状的，可以考虑选择有晶体眼人工晶体植入术。

每个人的眼部及个体情况千差万别，所以适合自己的手术方案才是最优的，每一种手术都是经过长期和反复的临床验证证实的，手术本身的安全性和有效性是肯定的，大家可以放心。

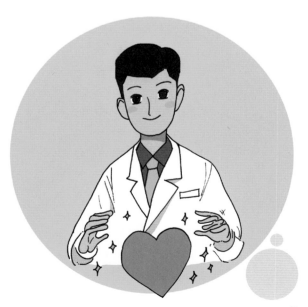

17 什么是准分子激光手术?

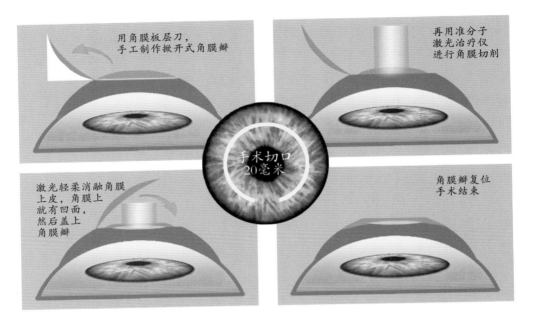

用角膜板层刀，手工制作掀开式角膜瓣

再用准分子激光治疗仪进行角膜切削

激光轻柔消融角膜上皮，角膜上就有凹面，然后盖上角膜瓣

角膜瓣复位手术结束

手术切口20毫米

准分子激光切削角膜基质

答：准分子激光由氟与氩受激而成，这种高能量的激光打断分子间的结合键，使组织分解成挥发性碎片，并且因其只作用于照射部位，对周边组织影响非常小，具有很高的精确性及安全性。使用准分子激光对角膜进行磨镶，使角膜表面重新塑形来矫正眼睛的屈光不正（包括近视、远视、散光），在眼睛放松调节的状态下，远处的平行光线通过手术制作的"特殊镜片"及眼内屈光系统后能聚焦在视网膜上。简而言之，可以认为准分子激光手术是利用激光在角膜表面雕刻了一个小的眼镜，随"眼"携带，更方便、更美观了。准分子激光手术并未更改眼内结构，因此近视手术后，若患者不能养成良好的用眼习惯及生活作息，仍有再近视的可能。

18 什么是半飞秒激光手术?

答:飞秒激光的波长是 1 053 纳米,激光束可以穿过浅层角膜组织,准确到达角膜基质,利用光爆破的作用将角膜组织分开,对角膜进行高精确度的切割。半飞秒激光手术全称为飞秒激光制瓣的准分子激光原位角膜磨镶术(FS-LASIK),就是利用飞秒激光制作角膜瓣,准分子激光进行角膜组织的切削,两种激光联合使用完成角膜上的"眼镜"雕刻。与传统的使用角膜板层刀制作角膜瓣的 LASIK 手术不同的是,使用飞秒激光制作的角膜瓣,是在电脑上进行角膜瓣的参数的设置,不仅可以根据患者的检查结果调整角膜瓣的厚度,还可以根据患者的眼部情况调整角膜瓣蒂的位置、角膜瓣的直径,避开患者角膜上可能存在的血管翳,既能节省患者的角膜组织,又保证了手术的效果和安全性。因为激光的操控性较一次性板层刀更好,极大地减小了游离瓣、纽扣瓣、偏中心瓣的发生率,较使用板层角膜刀的准分子激光原位角膜磨镶术更为安全,精确度更高,制作的角膜瓣厚度更加均匀一致;另外半飞秒激光手术尤其适合治疗角膜偏薄、度数偏高的屈光不正患者。

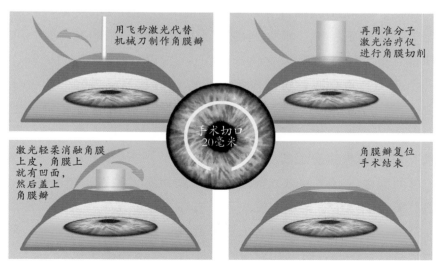

飞秒激光制瓣

用飞秒激光代替机械刀制作角膜瓣

再用准分子激光治疗仪进行角膜切削

手术切口 20 毫米

激光轻柔消融角膜上皮,角膜上就有凹面,然后盖上角膜瓣

角膜瓣复位手术结束

19 半飞秒为什么要用两台机器做手术？

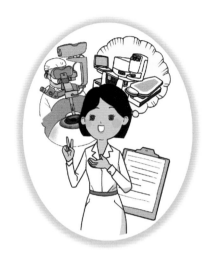

答：所谓的"半飞秒"其实真正的名称是"飞秒激光辅助的 LASIK 术"，又叫"飞秒激光制瓣的 LASIK 术"，它本质上是一种 LASIK 术，这类手术第一步需要在眼角膜表面制作一个带蒂的角膜瓣，就像把一本书的封面掀开一样，然后才能在下面露出的角膜基质床表面进行下一步操作，这就需要飞秒激光机器。接着按照每只眼睛需要矫正的近视、远视、散光数据，将其提前输入计算机形成独特的手术方案，利用准分子激光进行极其精密的切削，达到矫正视力的目的。在以前飞秒激光没有应用于临床的时候，角膜瓣都是使用一次性显微角膜板层刀切割形成的，而板层刀制作角膜瓣的过程中，不可避免有一些刀具相关的问题，例如金属刀片的质量、锋利程度的影响、刀片污染、角膜瓣厚度相对不精确、角膜瓣边缘对合的紧密程度等。直到 2000 年飞秒激光开始应用于近视矫正手术，极大地提升了近视激光手术的安全性，飞秒激光的神奇之处在于，它可以在角膜组织内进行极精准快速的切割，而分离出一个完美的角膜瓣，实现厚度、大小和形状等多方面的个性化定制，使 LASIK 手术达到了一个崭新的境界，除了制瓣的质量无可比拟外，即使在飞秒激光扫描过程中配合不好使得程序中断，也可以立即重来而丝毫不影响手术的安全和效果。

总而言之，以飞秒激光代替显微角膜板层刀制作角膜瓣的 LASIK 术，它依然要分成两个主要步骤完成，首先在飞秒激光机器上完成角膜瓣的制作，然后移到准分子激光机器上进行近视、远视、散光的矫治，需要两台激光机器联合完成，所以我们通常称其为"半飞秒激光手术"。

20 什么是全飞秒激光手术？

答：2007 年蔡司飞秒激光问世，2008 年，Sekundo 首先报道了全飞秒角膜屈光矫正手术。在 2018 年 10 月 2 日下午，诺贝尔奖委员会宣布，诺贝尔物理学奖将一半授予法国物理学家热拉尔·穆鲁和加拿大物理学家唐娜·斯特里克兰。因他们发明"产生高强度超短光学脉冲的方法"而获得诺贝尔物理学奖，他们发明的啁啾脉冲放大技术是 ZEISS VisuMax 全飞秒激光系统产生超短激光脉冲的关键。全飞秒激光手术包括两种手术方式。

（1）飞秒激光小切口角膜基质透镜取出术（SMILE），是利用飞秒激光对角膜基质层进行切割，制作小的"眼镜片"，并利用飞秒激光在角膜表面制作 2~3 毫米的小切口，将"眼镜片"取出，手术结束。

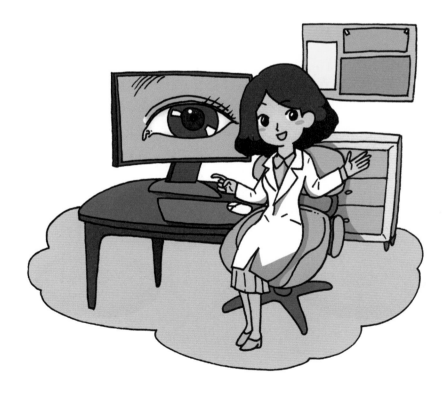

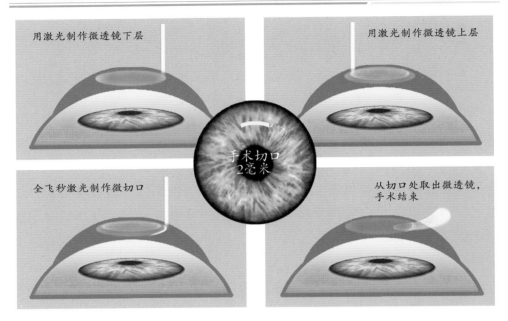

用激光制作微透镜下层

用激光制作微透镜上层

手术切口
2毫米

全飞秒激光制作微切口

从切口处取出微透镜，
手术结束

飞秒激光扫描制作微透镜

（2）飞秒激光角膜基质透镜取出术（FLEx），使用飞秒激光对角膜基质层进行切割，制作小的"眼镜片"，并且利用飞秒激光在角膜基质层制作角膜瓣（类似于半飞秒激光中角膜瓣的制作），打开角膜瓣并将扫描成形的微透镜取出，将角膜瓣复位，手术结束。

目前临床上所说的全飞秒手术基本上是指 SMILE 手术，因该手术具有切口小、恢复快、安全性高等特点，在临床工作中得到了广泛应用。

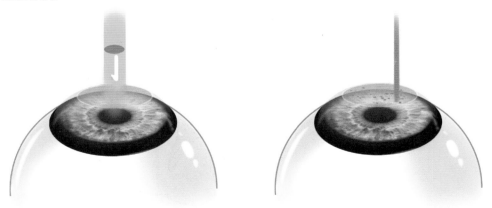

21 什么是全激光手术？

答：全激光手术即全部用激光完成的近视矫正手术，大致可以分为3种。

第一种是在手术过程中只使用了准分子激光进行屈光矫正，包括：

（1）准分子激光角膜切削术（PRK），该手术利用机械法去除角膜上皮，准分子激光切削角膜中央前表面，切削角膜上皮层至浅层基质层间的角膜组织，进而改变角膜形状，让角膜变得平坦，从而矫正屈光不正。

（2）准分子激光上皮瓣下角膜磨镶术（LASEK），使用20%的乙醇浸润角膜上皮，使其基底膜与前弹力层自然分离，轻轻分取获得上皮瓣，使用准分子激光切削角膜中央前表面，矫正患者屈光不正状态。

（3）经上皮准分子激光角膜切削术（TransPRK），在角膜表面进行激光切削手术，使用准分子激光去除角膜上皮层和浅层基质，矫正患者屈光不正。

第二种则是联合使用了飞秒激光及准分子激光两种激光，先使用飞秒激光制作角膜瓣，再用准分子激光在角膜基质进行切削的FS-LASIK手术。

第三种是全部使用飞秒激光进行角膜透镜扫描的全飞秒激光手术。

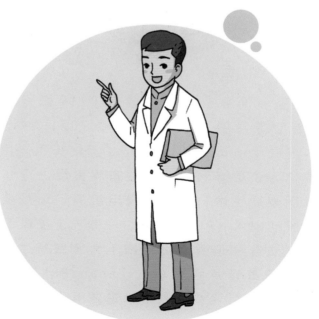

22 什么是表层手术?

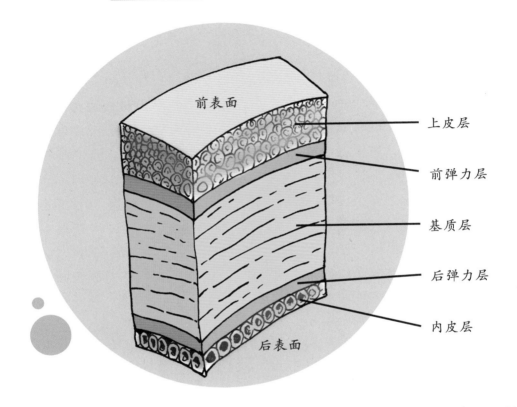

前表面

上皮层

前弹力层

基质层

后弹力层

内皮层

后表面

　　答：角膜分为上皮层（50~90微米）、前弹力层（约12微米）、基质层（占角膜厚度的90%）、后弹力层（8~10微米）、内皮层（5~6微米）5层结构。临床工作中通常将上皮层、前弹力层称为表层。利用激光在角膜表层进行切削，矫正屈光不正的手术即表层手术，其对角膜组织的切削最少，主要包括准分子激光角膜切削术（PRK）、准分子激光上皮瓣下角膜磨镶术（LASEK）、机械法准分子激光上皮瓣下角膜磨镶术（EPI-LASEK）、经上皮准分子激光角膜切削术（transPRK）、激光治疗性角膜切削术（PTK）。其中前4种手术主要用于矫正屈光不正。

23

什么是基质层手术?

答:激光手术按照手术时角膜组织的切除部位分为表层手术及基质层手术。基质层手术中准分子激光原位角膜磨镶术(LASIK)包括微型板层刀制作角膜瓣的LASIK手术和飞秒激光制作角膜瓣的FS-LASIK手术即半飞秒,另外,飞秒激光小切口角膜基质透镜取出术(即SMILE)也是一种基质层手术。

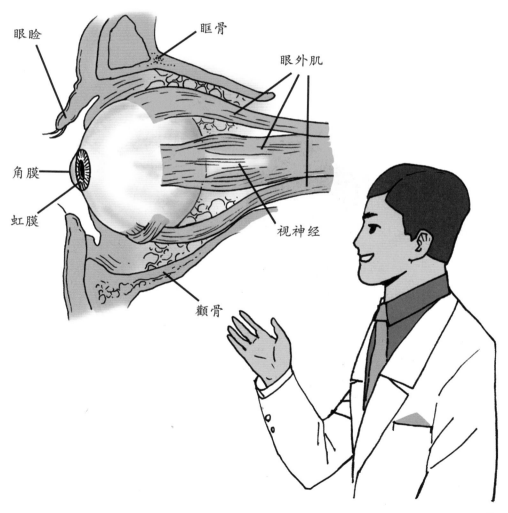

眼睑　　　　　眶骨

眼外肌

角膜

虹膜

视神经

颧骨

24 表层手术有哪些优势?

答：角膜表层激光手术有很多种，但是所有的表层手术有一个共同的特点，即在角膜上皮下进行准分子激光切削，该类手术操作简单、术中并发症较少，术后视觉效果精准。术后伤口的愈合为完全愈合，相比其他手术方式，对于同度数的屈光不正的矫正，切削的角膜组织最少，对于角膜生物力学扰动较小，术后角膜膨隆的风险较小。随着科学技术的进步，表层手术也得到了很大的发展，现阶段的表层手术更加优化、角膜损伤更小、术后疼痛减轻、视力恢复较之前更快。

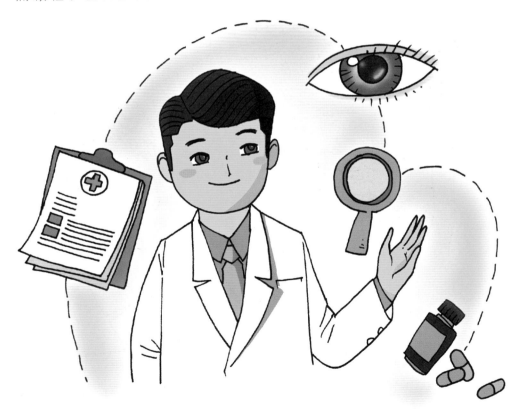

25

表层手术有哪些不足？

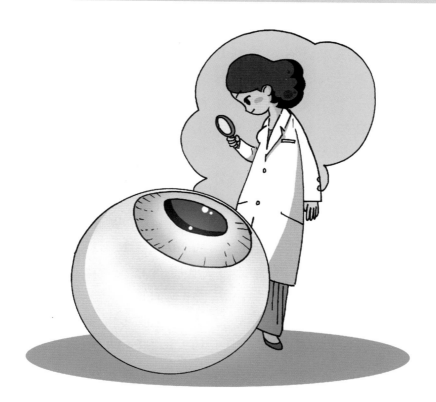

答：首先表层手术伤口愈合较基质层手术慢一些，一般需要3~5 天；其次表层手术的伤口愈合期间的眼部刺激症状（比如眼红、眼酸、眼痛、流眼泪及睁眼困难等）较基质层手术重；再次表层手术术后视力恢复需要大约 1 周，较全飞秒手术恢复慢；另外表层手术术后产生角膜上皮下雾状混浊的风险较基质层手术风险大；最后表层手术术后为了预防及治疗雾状混浊的产生需要使用较长时间的糖皮质激素类药物点眼，有发生激素性高眼压甚至青光眼的风险；为了更好地预防手术后的并发症，表层手术的定期复查较基质层手术更频繁，需要患者在术后具有良好的依从性。

26 什么是眼内镜手术？

答：眼内镜手术又称为有晶体眼人工晶体植入术，是指在保留自然晶状体的情况下，在前房或后房植入正度数或负度数人工晶状体来矫正高度远视或近视的手术方式。它不使用激光进行角膜切割，而是将一个"微缩版的小镜片"放入眼球内，从而矫正眼睛屈光不正状态的一种内眼手术。尤其适合超过准分子激光手术治疗范围的高度屈光不正的矫正。根据植入位置不同，主要分为前房型人工晶体和后房型人工晶体。其中前房型人工晶体又分为前房角支撑型和虹膜固定型。但是前房角支撑型以及虹膜固定型的人工晶体，由于角膜内皮细胞进行性丢失、虹膜萎缩、虹膜脱色素、瞳孔变形等术后并发症的存在，限制了其在近视矫正上的进一步使用和发展。目前，有晶体眼人工晶体植入术中使用最广泛的是中心孔后房屈光型人工晶体（EVO implantable collamer lens，EVO ICL）。后房植入型人工晶体最初由俄罗斯的Svyatoslov Fyodorov教授于1986年设计，1993年STAAR公司开始在瑞士研发ICL，并经历了V0、V1、V2、V3、V4的不断改进，最新一代的中心孔型ICL（ICLV4c）于2014年11月份获得CFDA的认证。2016年并将其更名为EVOICL。2019年，《中华眼科杂志》上发表的《中国有晶状体眼后房型人工晶状体植入术专家共识》中详细规定了该手术的适应证及禁忌证，如下：

（1）适应证： ①患者本人有通过有晶体眼后房型人工晶状体植入术改善屈光状态的愿望，对手术疗效具有合理的期望。②18~45岁。超出此年龄范围者若有择业要求、高度屈光参差、角膜疾病需行治疗，则可酌情而定。术前在充分沟通的基础上，患者本人或法定授权代理人签署知情同意书。③近视眼或合并散光的患者。-10.00D及以上高度近视眼的首选矫正方式，中低度近视眼酌情选择。一般要求屈光度数相对稳定，即连续2年每年屈光度数

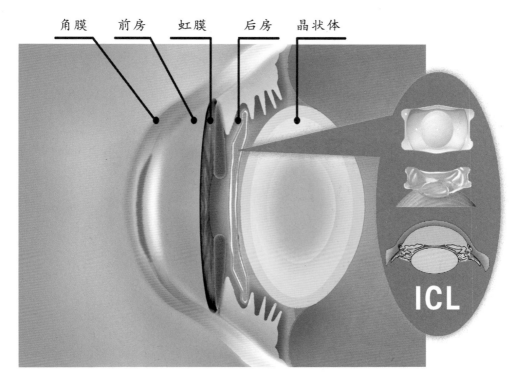

角膜　前房　虹膜　后房　晶状体

晶体进入眼内后在虹膜和自然晶状体之间展开
手术完成即可拥有高清视力

变化≤0.50D。④角膜内皮细胞计数≥2 000个/平方毫米，细胞形态稳定。⑤一般要求前房深度≥2.80毫米（屈光性后房型人工晶状体要求前房深度≥2.60毫米），房角开放。⑥无其他明显影响视力的眼部疾病和（或）影响手术恢复的全身器质性病变。

（2）禁忌证

1）绝对禁忌证：存在下列情况中任何一项者，不能接受手术。①圆锥角膜或其他角膜扩张性变化处于未稳定状态；②角膜内皮营养不良；③重度眼干燥症；④活动性眼部病变或感染；⑤严重的眼附属器病变，如眼睑缺损和变形、严重眼睑闭合不全；⑥青光眼；⑦白内障；⑧明显影响视力的眼底疾病；⑨严重焦虑、抑郁等心理、精神疾病；⑩无法配合检查和手术的疾病，如癫痫、癔症等；⑪严重甲状腺功能亢进及其突眼且病情尚未稳定。

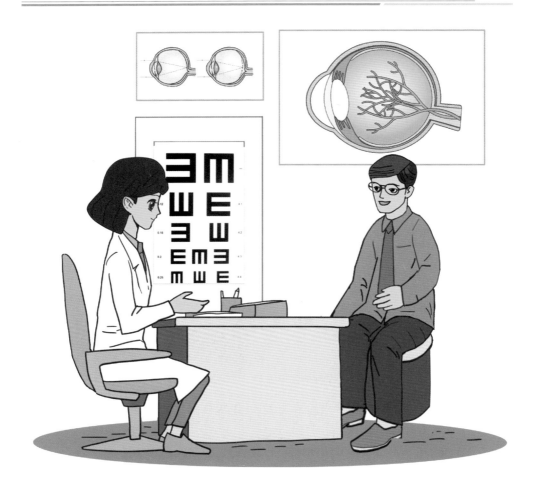

2）相对禁忌证：①屈光度数不稳定（每2年屈光度数变化≥1.00 D）；②影响散光矫正型人工晶状体定位的睫状体囊肿；③经过治疗并稳定的眼底病变，如视网膜脱离、黄斑病变等；④在术前视功能检查中发现视功能参数明显异常，包括调节、集合等影响手术效果等参数；⑤妊娠期和产后哺乳期；⑥存在全身结缔组织疾病或自身免疫性疾病，如系统性红斑狼疮、类风湿关节炎、多发性硬化等（经过相关专科医师评估后认为不影响手术及效果者除外）。因为有晶体眼人工晶体植入术需要测量的眼部参数更为细致，建议有需求的近视患者到大型正规的医院进行术前检查并进行手术，最大限度地减小手术的风险。

27

眼内镜手术具体过程是什么?

答:眼内镜手术包括术前、术中、术后三部分。

术前:

(1)根据医生的综合判断,决定是否适合手术以及适合的晶体类型。

(2)由于ICLV4c需要根据每个人的近视、散光度数和眼内结构的测量结果定制,需要晶体直径与眼睛结构相适合,以确保手术效果和安全性,所以定制晶体可能需要等待一些时间。

(3)术前按照医嘱进行必要的准备,应用抗生素、非甾体抗炎滴眼液等。

术中:

(1)手术过程非常快,全程10~15分钟,患者提前点散瞳眼药水充分散大瞳孔后,平卧于手术床上,医生会给手术眼消毒,铺上无菌手术巾,眼内滴入眼科专用的表面麻醉眼药,而无须局部注射麻醉药。

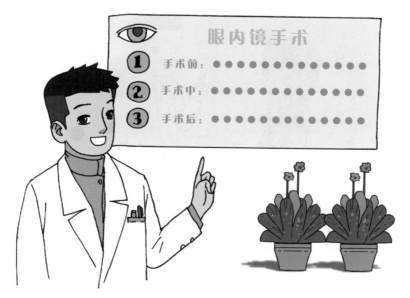

（2）手术医生用一个开睑器把眼皮撑开，受术者需要尽量注视眼前方的灯光方向，在手术显微镜帮助下，医生在眼角膜边缘做一个3毫米的小切口，把定制的ICL轻轻地推入眼内，ICL材料柔软、有弹性，会自动缓慢展开固定在虹膜和晶状体间，接下来医生会略微调整ICL的位置，用一些无菌生理盐水冲洗干净患眼，再涂上抗生素眼膏，包上纱布，手术就结束了。

术后：

（1）术后需要观察几个小时，尽量闭眼休息，需要测量眼压。

（2）手术后几个小时内出现流泪、畏光、眼内异物感，属于正常反应。

（3）术后第二天就可以正常生活，视力基本恢复，1周后可以洗脸、洗澡，参加一般体育活动，可以乘飞机。

（4）术后早期建议适当注意眼休息，按照医嘱用药，饮食无特殊要求。

（5）需要定期到医院复查，以确保术后的顺利恢复。

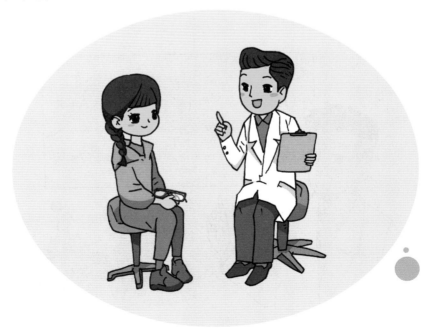

28 屈光不正矫正激光手术设备有几种？

答：目前临床上用于屈光不正矫正的激光设备主要分为准分子激光设备和飞秒激光设备。

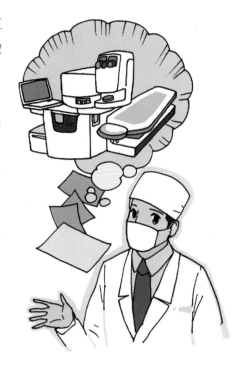

准分子的激光设备包括：①SCHWIND AMARIS 准分子激光仪。②蔡司 ZEISS MEL-90 准分子激光仪。③Alcon WaveLight EX500 准分子激光仪。

飞秒激光设备包括：①蔡司 VisuMax 飞秒激光系统。②Alcon WaveLight Fs200 飞秒激光仪。③AMO Intralase Fs150 飞秒激光仪。④ZIEMER FEMTO LDV 飞秒激光仪等。

准分子激光设备主要用于角膜度数的切削，飞秒激光设备主要用于角膜瓣的制作及角膜移植中角膜植片的制备。目前临床上可以进行全飞秒激光手术矫正屈光不正的设备只有蔡司的 VisuMax 飞秒激光系统。

29 准分子激光设备有哪些？

答：准分子的激光设备包括：①SCHWIND AMARIS 准分子激光仪。②蔡司 ZEISS MEL-90 准分子激光仪。③Alcon WaveLight EX500 准分子激光仪。

30　飞秒激光设备有哪些？

答：飞秒激光设备包括：①蔡司VisuMax飞秒激光系统。②Alcon WaveLight Fs200飞秒激光仪。③AMO Intralase Fs150飞秒激光仪。④ZIEMER FEMTO LDV飞秒激光仪等。

31　全飞秒激光设备有哪些？

答：目前临床上可以进行全飞秒激光手术的设备只有蔡司的VisuMax飞秒激光系统。2007年蔡司推出了全飞秒激光技术，2008年，Sekundo首先报道了全飞秒角膜屈光矫正手术，并在2018年10月2日下午，诺贝尔奖委员会宣布，诺贝尔物理学奖将授予法国物理学家热拉尔·穆鲁和加拿大物理学家唐娜·斯特里克兰。他们因发明"产生高强度超短光学脉冲的方法"而获得诺贝尔物理学奖，他们发明的啁啾脉冲放大技术是ZEISS VisuMax全飞秒激光系统产生超短激光脉冲的关键，至今全飞秒手术开展已经有大约12年的时间。

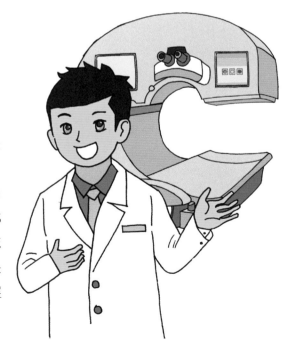

32 主流手术方式对比，各有什么优点？

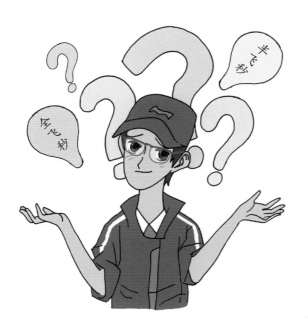

答：目前主流的屈光手术大致分为以"半飞秒激光"和"全飞秒激光"为代表的飞秒激光手术、表层准分子激光手术以及眼内晶体植入手术，每一种屈光手术都有特点和优点。

（1）全飞秒激光手术，即 SMILE 手术，它根据每一眼需要矫正的近视和散光，全程利用飞秒激光扫描，在角膜基质内制作出一个微透镜，并通过一个只有不到 3 毫米的微小切口将其分离出来，全飞秒激光手术方式的出现，使近视激光手术迈进了"微创"时代，经过多年的临床应用，证明了它的术后视觉质量好，角膜知觉恢复快，干眼症状较少、较轻；特别是没有了角膜瓣，角膜的生物力学和病理损伤小，彻底摆脱了角膜瓣相关的并发症，其术后舒适度好、刺激性小、视力恢复迅速，显示了其巨大的优越性。

（2）半飞秒激光手术，相对于全飞秒激光，它适用的近视、散光矫正度数范围更广，而且还能矫正远视；对于那些度数偏低或偏高的近视、低于 600 度的远视、角膜厚度偏薄的、高度散光的、角膜表面不规则相差较大等特殊情况，具有独特的优点；它可以在术中利用虹膜定位、多维跟踪等技术，实现包括像差引导、角膜地形图引导、Q优化等多种个体化手术方案，减少术后的像差，提高术后视觉质量，对于有些屈光手术后屈光回退者，再次行增效手术更加方便；还有的近视朋友术中情绪过于紧张，配合欠佳的时候，半飞秒激光手术可以分两步进行，每一步时间相对较短，可以在一定程度上减轻患者的紧张情绪，减少配合程度对手术效果的负面影响。

（3）表层准分子激光手术，即现在的LASEK、T-PRK或SMART手术，都是在角膜上皮下进行准分子激光切削，其优点是术后角膜表面没有任何切口，也不存在角膜瓣，对于角膜薄、角膜生物力学欠佳的中低度数近视应用更安全、效果很好。

（4）有晶体眼人工晶体（ICL）植入术，就是把根据每一眼个体情况定制的人工晶体植入眼内，可用于矫正更大范围的近视和散光（达到1800度），矫正效果更接近生理状态，而且具有一定程度的"增视"效果，就是术后视力可能好于戴眼镜的视力；ICL手术不受眼角膜条件的限制，无须切除或破坏角膜组织，其术后的干眼症状也更少；对于高度近视而言，ICL的术后视觉质量要优于激光手术，还具有可逆性；ICL的基础材料在人体内极少有排异反应，可终生放在眼内，而且含有紫外线阻断成分，可以阻止紫外线进入眼内。

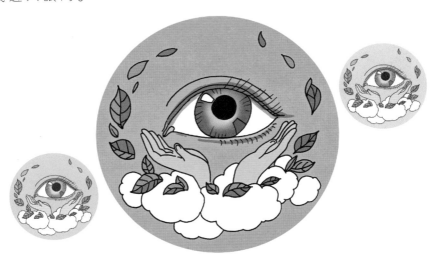

33 主流手术方式对比，各有什么局限之处？

答：所谓"寸有所长，尺有所短"，每一种屈光手术都有其局限性。

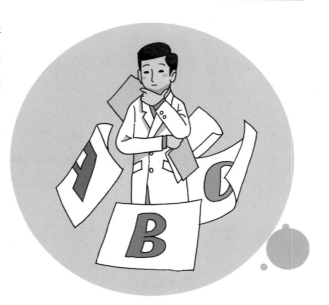

（1）全飞秒激光手术目前不能矫正远视，而且并不适用于近视度数过低或者过高的情况；由于术中飞秒激光扫描时间稍长，对于患者配合要求高，有些术中易紧张、配合程度不好者，可能影响手术进程；对于同等度数的矫正，全飞秒激光需要的角膜厚度要求高于半飞秒激光，故而角膜偏薄者应用受到一定局限；再者，因为目前全飞秒激光手术尚无法应用自动虹膜定位、多维跟踪等技术，也就不能进行像差引导、角膜地形图引导、Q值优化等多种个体化手术。

（2）半飞秒激光手术，由于角膜表面切口较大，术后角膜的生物力学不如全飞秒激光手术和表层准分子激光手术，干眼症状也较明显，持续时间更长；术后由于角膜瓣的存在，在角膜经受外力较大打击时，其切口仍有发生瓣裂开或产生瓣皱褶的可能，需要眼科医生及时处理。

（3）表层准分子激光手术，由于准分子激光在角膜上皮下进行切削，需要去除角膜上皮，术后角膜上皮完全愈合、恢复光滑透明需要5~7天，其间眼部刺激症状明显，患者较痛苦，需要每日复诊观察，视力恢复时间也较长，需要1~2周；术后角膜表面有增生引起Haze（角膜上皮下混浊）的可能，还会导致屈光回退、视力下降，所以术后要应用较长时间的含激素眼药水（4~6个月）。激素类药物长时间眼部应用，可能导致眼压升高，造成激素性青光眼，患者必须定期复诊观察；再者，表层准分子激光手术不适用瘢痕体质和过高度数的屈光不正。

　　（4）ICL植入术属于内眼手术，手术切口需要深入内眼，操作较激光手术复杂，故而风险稍大，对术者技术、手术室环境、手术显微镜等硬件要求更高；ICL植入眼内后，在眼内固定的位置稳定性要求高，有一些角膜激光手术没有的并发症，例如眼内炎症、继发性高眼压、继发性白内障等；再者ICL定制时，术前专项检查项目更多，定制周期较长，患者等待手术的时间相对更长，且手术费用偏高，国内在每眼15 000元以上。

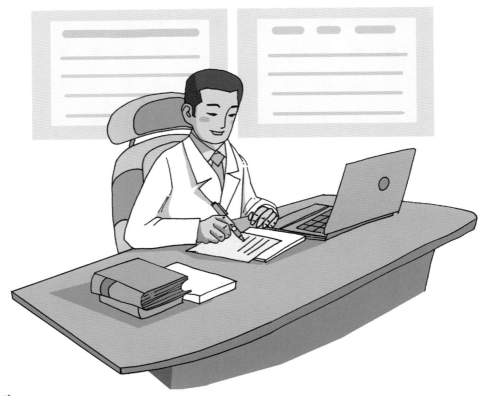

五

摘镜手术前的
基本知识

34

手术安全吗？

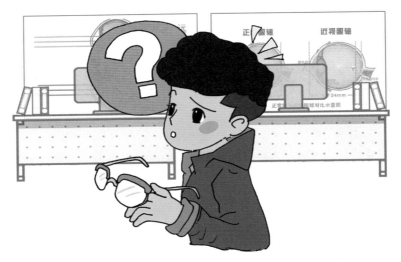

答：自从 1983 年 PRK 开始临床应用以来，近视手术在世界范围内得到迅速的普及和发展。特别是近十多年来，屈光手术从设备到技术经历了一个发展、完善和成熟的过程。大量临床研究表明屈光手术大大提高了视觉质量与生活质量。我国从总体看无论设备、医师、患者人数以及术后视力效果在国际上均达到了领先的水平。整体手术效果好，98% 的患者能获得良好的屈光矫正，严重并发症如感染、角膜瓣融解、角膜外伤所导致角膜瓣丢失等问题偶有发生。对欧、美、亚、非等 13 个国家调查屈光手术后整体不满意率为 4.6%，其中主要问题是夜间视觉差和干涩、近视力差等。夜间视觉差是多数患者抱怨的问题，特别是男性患者暗视力明显差于白天。干眼问题在表层手术、飞秒激光手术中发生率明显降低，时间也缩短，多数患者通过药物治疗 3 个月内基本恢复。总而言之，每一个安全、有效的屈光手术，都与医生、设备、术前检查、术式的选择、术后保养息息相关。它们环环相扣，休戚相关，把握每一个环节才能保证每个患者的手术安全。

35 做完手术就是把近视治好了吗？

答：近视是无法治愈的，目前所有的治疗手段都只是进行近视眼的矫正，提高患者的远视力。不论是框架眼镜还是隐形眼镜或屈光手术，只是将"眼镜"放在了不同的位置，框架眼镜就是把它架在镜框上，隐形眼镜就是把眼镜做成一个镜片贴在角膜表面，激光类的近视手术就是将角膜视为一副"隐形眼镜"，通过手术改变其生物形态。晶体类手术就是把这副隐形眼镜植入眼睛里面。其实不管是哪种方案，都只是矫正了视力，而没有治愈近视。近视手术只是改变了屈光状态，并没有改变眼轴长短，也没有改变近视眼眼底等。因此术后一定要按时复查，方便医生随时观察术后的眼部情况，从而更好地给出术后护理建议。遵医嘱按时滴眼药水，遵守术后注意事项，好好爱护眼睛。一般来说，成年人的近视度数比较稳定，只要在近视手术后遵守医嘱，合理用眼，定期复查，避免不合理的用眼行为，好视力是可以一直维持下去的。反之，可能会出现视力回退，从而再次近视，或者发生黄斑裂孔、视网膜脱离等严重的眼底并发症。

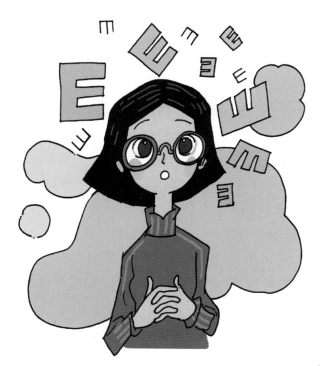

36　手术前需要做哪些准备？

答：如果患者经过详细的术前检查后可以行近视手术，且患者决定接受手术，那么医生就要告知患者进行术前准备。

（1）停戴角膜接触镜：由于角膜接触镜会改变角膜曲率，因此建议软性球镜停戴至少1周，软性散光镜及硬镜（RGP）停戴至少3周，角膜塑形镜（OK镜）停戴至少3个月（视患者配戴角膜接触镜时间可适当缩短停戴镜片时间）。随后复查角膜情况，屈光状态和角膜地形图稳定后可进行手术。

（2）注视训练：屈光手术时长相对较短，手术中有多重保障，一般来说不需要过度担心因配合不佳影响手术效果的情况。但术前进行注视训练还是很有必要的，注视训练的具体操作如下：单手遮住一只眼睛，另一只手臂伸直，伸出示指，注视指尖，保持1～2分钟。双眼交替进行。训练时注意双眼同时睁开。

（3）术前用药：术前3天，广谱抗菌药物滴眼液（如沙星类滴眼液、妥布霉素滴眼液）点眼3天，每天4次；或点眼2天，每天6次；或点眼1天，频繁点眼总次数≥12次。若无法达到上述频次，应采用强化给药的方式。术前应用抗生素类眼药水的主要目的是消灭可能引起眼部感染的致病细菌，降低眼部细菌数量和术后感染的风险。并且医生会根据患者眼部情况，联合应用非甾体抗炎药物（如双氯芬酸钠滴眼液、普拉洛芬滴眼液）及人工泪液药物（如玻璃酸钠滴眼液）。未经医生许可，请勿使用其他药物。

滴眼药水方法：洗净双手，取仰卧位或坐位，头向后仰，睁开双眼以一手示指轻轻固定下眼睑于眼眶下缘（请勿压迫眼球），另一手持眼药瓶距眼约3厘米高处垂直向下滴1滴眼药水进入下穹隆即可，松开下眼睑，闭目休息2分钟。

注意：拧开眼药水后瓶盖向上，点药时不要将瓶口接触眼睛和睫毛，以免造成污染；每次点 1～2 滴即可；每种眼药水使用间隔至少 5 分钟；把点药时间平均分配，建议用手机给自己设定滴药闹钟，避免漏滴。

（4）其他注意事项：手术前一天洗头、洗澡，少看电子产品，保证充足睡眠；手术当天不化妆，不使用香水等有刺激性气味的物品；不要空腹也不要吃得过饱；穿着宽松舒适的衣物，不要穿领口过紧的高领衣服及连帽衫；术前如果有感冒、发热或其他身体不适，一定要提前告知医生，以便酌情处理；因手术后部分患者有畏光、流泪等眼部刺激症状，故需要家属陪同，以便术后护送患者回家，必要时外出可戴太阳镜减少明亮光线的刺激。

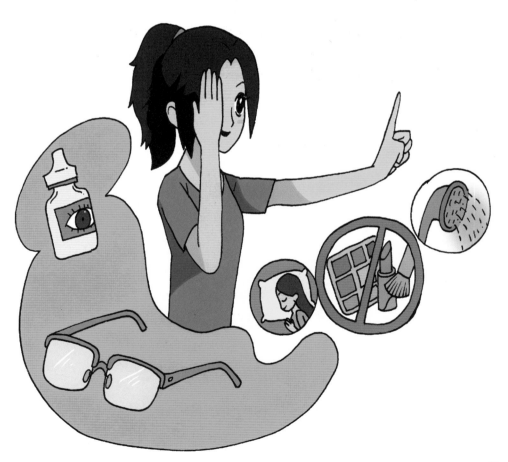

37 术前检查有哪些?

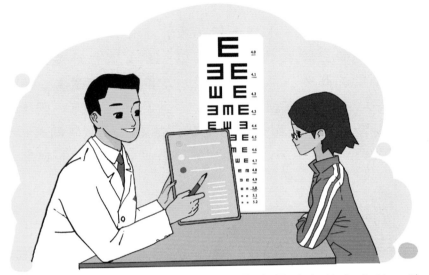

答：角膜激光屈光手术最重要的是确保手术的安全性，这就要求患者在手术前要做详细的术前检查，从眼前段到眼底都要一一检查。到达屈光手术中心时需要建立屈光手术的病历，填写病历时一定要填写准确详细的信息，特别是对术前是否配戴角膜接触镜（包括软性隐形眼镜、美瞳、硬性角膜接触镜、角膜塑形镜）要如实填写，这样接着要检查的数据才能可靠。填完病历后就要行常规的术前检查，项目包括裸眼视力（近视力检查和远视力检查）、主视眼测量、测眼压、眼位和眼球运动的检查、电脑验光（散瞳前、散瞳后）、主觉验光（散瞳前、散瞳后），一般裂隙灯检查（眼表面及眼前节检查眼前部组织）、瞳孔直径测量（包括暗光下瞳孔直径）、角膜曲率、眼轴、角膜内皮、Petencam三维眼前节分析（或Sirius眼前节分析）、角膜地形图、角膜生物力学、角膜厚度测量、眼底（视网膜）等检查。如果遇到特殊的情况还需要加做其他的检查来排查眼部其他疾病，这样才可以安全地进行手术。

38 术前检查大概需要多少时间?

答: 提到近视手术就是"术前检查2小时, 手术10分钟", 很多想要摘镜的人去医院之前, 都会对医生的提醒感到吃惊, 但是近视矫正手术是严肃认真的。因为激光屈光手术最重要的是确保手术的安全性, 所以术前检查的项目很多。

为什么近视手术术前检查项目如此之多呢?

这一切都是为了保障近视手术的规范性和安全性, 目的就是严格排除手术禁忌证, 并保障术后的效果和安全, 这就要求患者在手术前要做详细的术前检查, 从眼前段到眼底, 都要一一检查。

其次检查当天需要散瞳, 所以不要开车, 最好有亲人或朋友陪同。

特殊情况需要其他检查会延长术前检查时间。

对于近视手术来说, 它的安全可靠是建立在经过一系列专业复杂的检查结果并需要经验丰富的医生对结果进行综合分析的基础上的。一套标准、规范、系统的术前检查不仅可以帮助医生设计出更适合个人的手术方案, 为良好的术后效果奠定基础, 还能够发现近视者是否适合进行手术以及术后所能达到的视力效果。

温馨提示: "术前检查要2个小时左右, 请预留时间早点来院……"

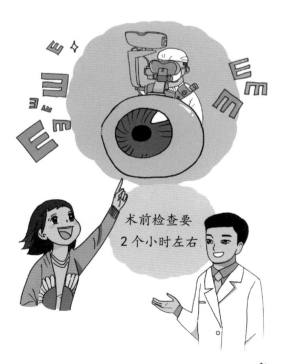

术前检查要
2个小时左右

39 术前需要注意什么？

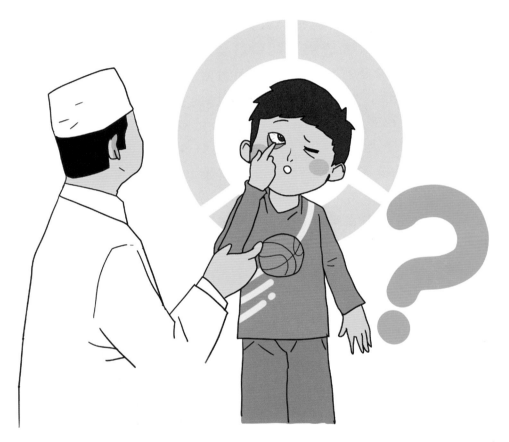

答：①要停戴隐形眼镜，日常配戴的软性隐形眼镜需停戴至少7天，散光软镜和硬性透气性角膜接触镜应停戴3~4周，角膜塑形镜需停戴3个月以上；②避免眼周及眼部化妆；③检查当天散瞳之后不能开车或骑车，最好有亲人或朋友陪同；④详细的术前检查需要预留1~2个小时的检查时间；⑤遵医嘱在术前3天按时滴眼药水，在家进行注视训练；⑥手术前避免熬夜和长时间使用手机、电脑；⑦手术前一晚做好个人清洁卫生，早点休息，确保手术当天保持良好的精神状态。

40 术前检查为什么要进行散瞳?

答:术前进行散瞳有两个目的。一是为了验光的准确性,因为人眼具有调节性,尤其是儿童,远视患者及成人经常不戴眼镜者,调节力更强,药物散瞳可以使眼睛的睫状肌完全麻痹,失去调节作用(调节作用可以使晶状体变凸,屈光力增加,也就不能将调节性近视即所谓的假性近视成分去掉),如果不散瞳,验光时有可能会使近视度数偏高或远视度数偏低,药物散瞳后,才能使人眼放松调节,屈光状态完全暴露,以便获得准确有效的屈光度数(包括近视、远视、散光)。屈光度的准确性直接影响手术效果,所以散瞳后的屈光度检查很重要。二是为了眼底病的检查,散瞳可以将瞳孔放大,对于眼底病的观察是非常有利的。散瞳后再进行眼底检查时,视网膜的可视范围增大,近视眼的常见眼底病变如裂孔、视网膜脱离、出血、变性等才能更容易被发现,尤其是高度近视眼底病变常发生在视网膜周边部的裂孔、变性等,可以达到防漏诊、误诊的目的。如果检查出来有眼底病变,一般是先治眼底病,如有裂孔应先做眼底激光光凝术,1周后复查,看情况再判断什么时候手术。

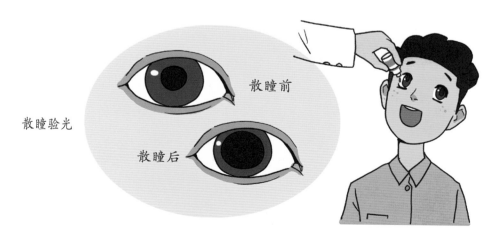

散瞳验光

散瞳前

散瞳后

41 散瞳后多久才能恢复正常？

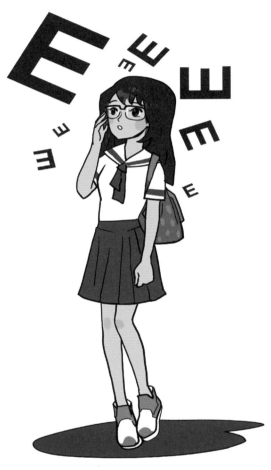

答：不同的人群即不同的年龄段或相同的年龄段屈光状态不同，所要用的散瞳药物是不同的。散瞳药物分为慢速散瞳药和快速散瞳药，散瞳后多久才能恢复正常主要取决于所用散瞳药物的种类，常见的散瞳药物有0.1%阿托品凝胶（慢速散瞳剂）和复方托吡卡胺眼药水（快速散瞳剂）。10岁以下儿童由于调节力强，假性成分多，一般需要用慢速散瞳剂即阿托品凝胶。由于用药时间长（3~7天，早、晚各1次），起效慢，恢复也慢，大概20~25天才能恢复。而需要做近视手术的患者，要求18岁以上的成人，用的一般都是快速散瞳剂即复方托吡卡胺眼药水，每人散瞳剂点眼2~4次，每5~10分钟1次，大概1小时左右就起效，6~8小时就可恢复。在散瞳药物作用的时间内有看近不清，比如看手机、看书本会模糊不清，在强光下会睁不开眼睛，畏光等现象属于正常现象，等散瞳药物作用时间过后这些症状就会完全消失，所以患者不必对散瞳有所顾虑。瞳孔散大期尽量避免开车，不要在太阳下活动，出门戴好墨镜或太阳镜，以减少紫外线的照射。

42 眼底有"裂孔"怎么办？

答：眼底裂孔是视网膜神经上皮层的全层缺损，就像衣服的布料不结实破了一个洞一样。通常与视网膜变性、玻璃体牵拉以及它们的相互作用有关。研究显示，眼底裂孔的发生率为4%～8%，因近视患者眼轴变长，机械牵拉作用会导致视网膜变薄，所以近视度数越高发生眼底裂孔的可能性就越大。一般来说，周边部眼底裂孔是没有症状的，只有在散瞳检查时才被发现。因此对想要进行近视手术的患者，术前严格的眼底检查是取得高质量手术疗效的重要保证。如眼底检查时发现裂孔，要确定裂孔的位置和大小，进行视网膜激光光凝治疗封闭裂孔。如果出现明显的玻璃体牵拉甚至视网膜脱离，建议由眼底专科医生进行诊治，暂不急于进行近视手术。

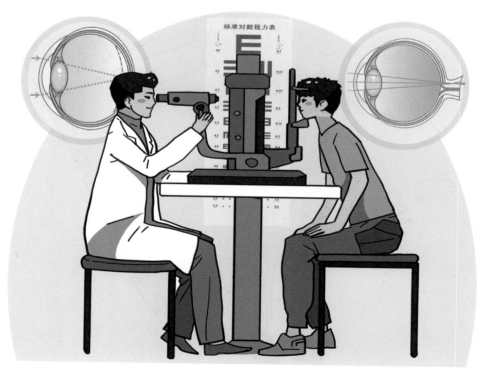

43 眼底激光治疗后多长时间可以做近视手术？

答：眼底激光治疗后如果眼底情况稳定，视网膜裂孔封闭良好，一般 1～2 周后可以考虑进行近视手术。需要明确的是，屈光手术仅在角膜层面进行操作，并不深入眼球内部，因此不会损伤视网膜，也不会干扰到眼内其他组织。若术后再次出现眼底裂孔或其他眼底病变，这是近视本身带来的问题，不属于近视手术的并发症。因此有眼底激光治疗史的患者，近视手术后依然需要定期复查眼底，关爱我们的眼睛是一辈子的事情。

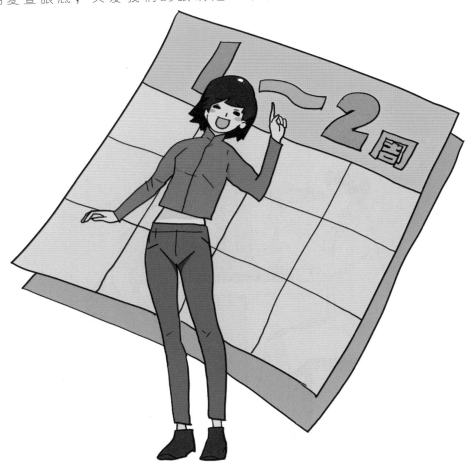

44

各医院检查结果通用吗？

答：目前各医院的检查结果不能通用。随着近几年屈光手术的广泛普及，很多医院竞相开展了此手术，但由于各医院医疗条件、医疗水平相差甚远，其用的检查设备、手术设备也相差甚远，比如做手术必查的角膜地形图，检查设备就有好多种，像Pentacam三维眼前节分析仪，对角膜形态的分析更为细致、准确，再

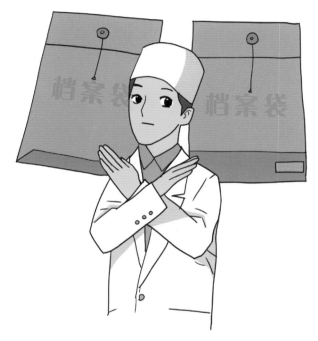

结合生物力学分析仪，对早期圆锥角膜的诊断具有重要意义，像这样的设备不是每家医院都具有的，有的地形图只有前表面高度，没有后表面高度，有可能会对早期的圆锥角膜出现漏诊。圆锥角膜是屈光不正手术的禁忌证，它是一种角膜疾病，治疗方式是行角膜交联手术以及配戴一种特殊的隐形眼镜，即硬性透氧性角膜接触镜，简称RGP。所以由于各医院检查设备的不一致性，检查结果的准确性就可能存在误差。屈光手术本来就是在以微米为计算单位的角膜上进行手术，本身就要求比较精准，如果检查结果有偏差，可能会影响患者的术后效果。所以在确定想做屈光手术后，判断好去哪一家医院，选择在哪家医院做屈光手术就最好在哪家医院做术前检查，别的医院的检查结果只能作为参考，不能作为手术依据。

45 术前检查后多久才能安排手术？

答：视检查结果而定。一般分为两种情况。

（1）正常情况下，眼部检查没有任何问题，完全符合手术条件，这样就可预约手术时间了。在手术之前要完善乙肝、丙肝、艾滋病等传染病常规检验，术前3天开始滴眼药水，如果对于手术时间比较着急的人群（如征兵、公务员体检）也可以于第二天手术，只是术前需要频繁滴眼药水（具体用药情况见52~54问）。

（2）非正常情况下，因检查结果受影响因素较多，所以不同的问题处理情况有所不同，例如：①隐形眼镜停戴时间不够，建议软镜应停戴1~2周，硬性透氧性角膜接触镜应停戴3~4周，角膜塑形镜应停戴3个月以上（具体问题答案见48~51问）。隐形眼镜停戴时间不够也是可行术前检查的，可以进行初步检查是否适合手术，如适合可以继续停戴隐形眼镜，停戴时间达标后再复查。②术前初步检查发现角膜地形图、角膜生物力学、眼压、视野等结果不完全正常，需要对症处理后等待一段时间，复查后再酌情预约手术。③眼底问题，比如视网膜脱离、眼底裂孔等问题（具体问题答案见42~43问）。④角膜问题，比如角膜上皮损伤、内皮异常等问题，根据具体情况遵医嘱用药及复查。不管是哪种情况，进手术室之前必须要有病毒快检结果，没有病毒快检结果是不能进手术室行手术的。因为艾滋病患者免疫功能低下，容易导致术后感染，所以不建议进行手术。对于乙肝或丙肝表面抗原阳性者，须完全使用一次性耗材，并可能需要安排在手术当天的最后进行手术。

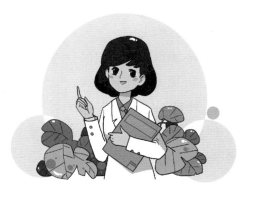

46

手术费用医保能报销吗？

答：当然是不能报销的。所谓医保报销是指限于在规定的医院、医疗卫生机构因疾病和部分意外创伤所引起的治疗费用，按国家医保政策、法律法规要求给予相应比例的费用报销，只是不同地方报销比例会有所不同。近视激光手术的手术费用是不能用医保报销的，但术前检查所产生的门诊

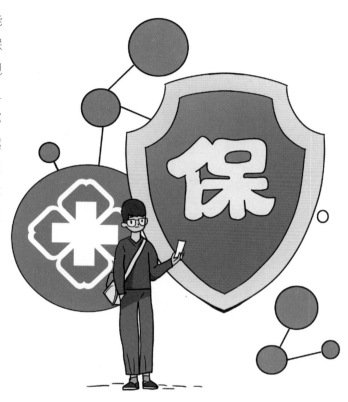

费用是可以刷医保卡里的钱的，但只能刷当地的医保卡，比如想在郑州市行近视激光手术，必须是郑州市医保或河南省医保，这样才可以刷卡。如果有人说近视激光手术是可以医保报销的，那绝对是骗人的，一定要加以防范，避免上当受骗。近视患者可以通过配戴框架眼镜或隐形眼镜进行视力矫正，所有的近视手术只是矫正视力的一种替代方法，并不是治疗近视的手段，均属于选择性而非治疗疾病类的手术，并不是每个近视患者必须做的手术，所以近视激光手术类似于整形美容手术范围，不属于疾病类，眼睛激光手术也不在国家规定的医保范围之内，不能通过医保报销手术费用。

47 框架眼镜术前需要停戴吗？

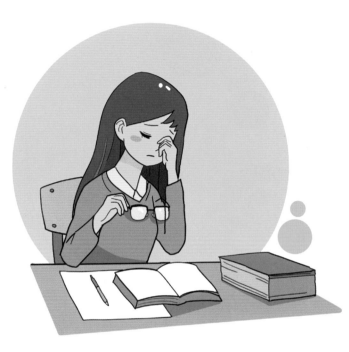

答：近视激光手术之前不需要停戴框架眼镜。眼在调节松弛的状态下，平行光线（5米外）经过眼的屈光系统后，在视网膜之前形成焦点，这种光学状态的眼称为近视眼。近视眼的远点在眼前有限远，远点至近点间这一范围就是近视眼可以获得清晰视觉的区域。而无限远到远点这一相对广大的区域是近视眼无法看清楚的区域，其视觉状态就是"雾视"。正常情况下，正视眼注视0.2米的视标5.0D的调节，而屈光矫正度为-5.00D的近视眼，注视0.2米的视标时不需要动用调节，因此近视眼患者调节相对低下。如果近视眼患者长期不配戴眼镜，不但近视度数发展快、眼睛容易疲劳，时间长了还会出现外隐斜或外斜视、再戴镜困难等症状。很多患者在手术前配戴的眼镜没有足矫，那患者就会出现不同程度的调节力下降，而近视激光手术是一种完全足矫的状态，那问题就来了，就会有些患者手术后出现不同程度的看近困难，这种问题就是因为调节力下降造成的。但不用担心这些问题，因为这些都是可以通过训练恢复的，只是年龄越小恢复得越快，年龄越大恢复得越慢。

48

软性隐形眼镜术前需要停戴多久？

答：软性隐形眼镜即角膜接触镜，是一种配戴在角膜上的软性隐形眼镜，配戴时直接与角膜接触，因此会引起角膜上皮或曲率的不规则变化，影响检查数据的准确性，而且不同类型的隐形眼镜对角膜所造成的影响也有所不同。所以，术前提前停戴隐形眼镜，可以使角膜恢复自然形态，这样才能得到准确的检查数据，保证近视手术的精度。长期配戴软性隐形眼镜也会导致眼角膜处于相对缺氧状态，且隐形眼镜的镜面附着的细菌比较多，可能增加术后感染风险。由于年龄等个体差异，停戴时间也会有所不同，建议普通软镜应停戴1~2周，散光软镜应停戴3~4周后可以检查，并观察角膜形态、泪膜等情况。如果不是长期配戴，则可以适当缩短时间，缩短多长时间，最终还是以检查结果为准。如果术前常规检查发现角膜形态及角膜内皮情况不稳定的话，是不能进行手术的，需要停戴更长的时间，还要按照医嘱点人工泪液或抗炎类的眼药水，以促进角膜恢复健康状态，从而保障手术的安全性。

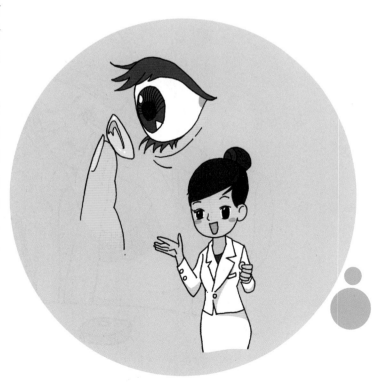

49 美瞳术前需要停戴多久？

答：美瞳也是软性隐形眼镜的一种，即角膜接触镜，不同的是美瞳是一种含化学染料的软性隐形眼镜，相对于普通的软性隐形眼镜而言，镜片厚度较厚、透氧性相对较差、含有化学染料等，因此对角膜的影响更大更持久，所以建议美瞳比普通的软性隐形眼镜停戴时间要久，建议术前美瞳停戴3～4周。

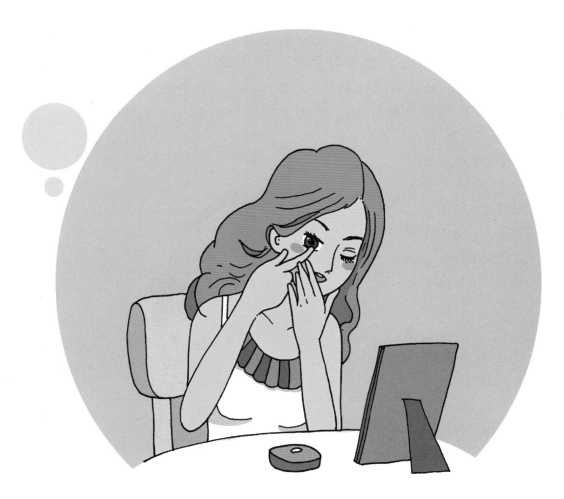

50

硬性的RGP隐形眼镜术前需要停戴多久？

答：1个月以上。硬性RGP隐形眼镜也是一种角膜接触镜，配戴时直接接触角膜前表面，对眼角膜、结膜除了可能导致接触性损伤外，还因为清洗、浸泡、消毒隐形眼镜的护理液均含有一定浓度的防腐剂，这些都对眼角膜和结膜存在不良影响。经常配戴RGP隐形眼镜的近视患者如果有手术摘镜的计划，应至少停戴1个月，如果偶尔戴几天的话，可以适当缩减时间，其间以框架眼镜代替，需要让眼角膜表面形态和角膜上皮恢复正常，但是这些都需经过眼科屈光手术专科医生检查才可以确定是否合适，必要的话可以适当延长停戴时间，并辅助滴一些帮助角膜修复的眼药水。

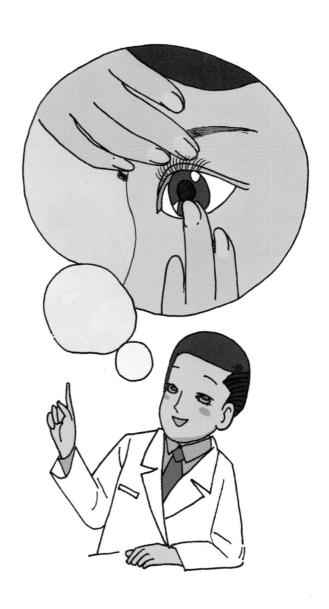

51 角膜塑形镜术前需要停戴多久？

答：3 个月以上。如果平时规律或者经常配戴角膜塑形镜（就是晚上戴上、白天摘掉视力也能得到矫正的那种隐形眼镜，以前叫 OK 镜），术前需要彻底停戴至少 3 个月，其间可以正常配戴框架眼镜，而不能戴任何隐形眼镜。因为角膜塑形镜是通过改变角膜前表面及角膜上皮的形态来实现暂时矫正一定的近视和散光的目的，只有停戴足够时间，我们的角膜才能恢复正常形态，才能经由术前检查客观评价角膜综合情况从而判断是否符合手术要求，并能提供准确的数据以设计手术方案，获得良好的手术效果。

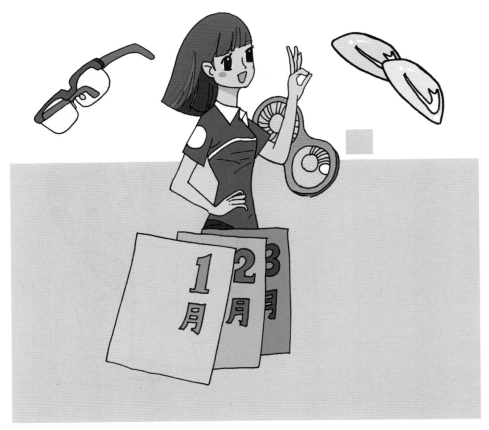

52 术前需要滴什么眼药水？眼药水怎么滴？

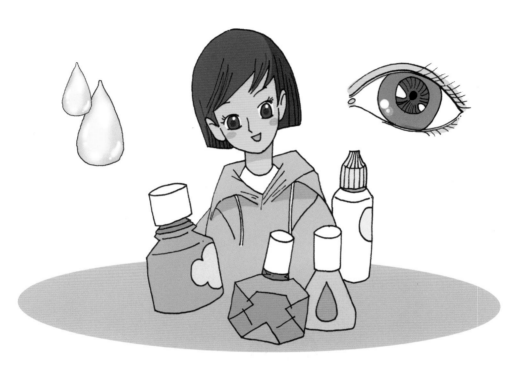

答：术前常用的眼药水有抗生素类、人工泪液、非甾体抗炎药以及皮质类固醇激素类。我们的近视手术并非是很大、很复杂的手术，术前需要滴的眼药水虽然简单，种类也较少，但是十分重要。①抗生素类眼药水主要目的是消灭眼部可能引起感染的致病细菌，降低眼部细菌数量，降低手术后感染的风险，常用的有沙星类（如左氧氟沙星、氧氟沙星、加替沙星、莫西沙星等）、妥布霉素等，如果有类似药物过敏史，请一定记得告诉医生。②现代电子产品日益增多，加之要求手术的近视患者多为年轻人群，术前用眼幅度都很大，干眼症状普遍存在，所以术前应用人工泪液可以有效缓解眼部干燥症状，改善眼部微环境，对于缩短术后恢复时间，提高视觉质量、视力，减轻异物感等不适，减少干眼持续时间都有很大的帮助，常见的有玻璃酸钠、羟丙甲基纤维素类、糖苷类、动物血清提取物类、维生素A类，注意有些药物因不含防腐剂，需要冷藏保存。③缓解视疲劳类。有些近视患者用眼习惯不好，喜欢通宵玩电子游戏或刷手机，导致明显的视疲劳症状，会影响术前检查结果，进而影响手术方案的设计和术后恢复，所以术前用一段时间此类药物为佳，如七叶洋地黄双苷、山莨菪碱、托吡卡胺类。④非甾体抗炎药以及皮质类固醇激素类，常用的有双氯芬酸钠、溴芬酸钠、普拉洛芬、地塞米松类、氟米龙类等，某些近视手术（如眼内晶体植入或角膜表层手术）术前需要点2~3天，可以有效减轻术后的炎症反应，减轻角膜表层手术后的疼痛和增生反应，加速术后刺激反应消退时间。具体需要应用哪些眼药水，医生会根据检查结果及拟订的手术方式详细告知患者。

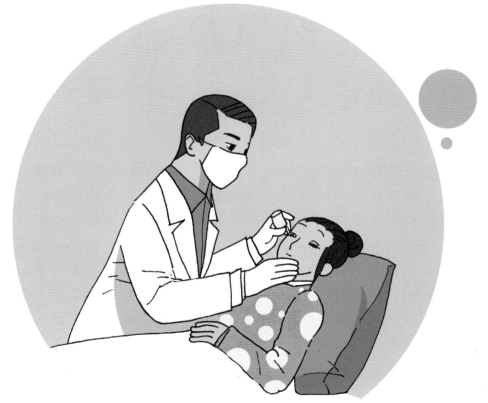

53 眼药膏或眼用凝胶怎么点？

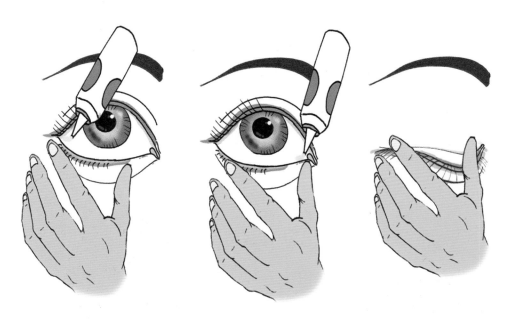

答：有些眼部用药因为不溶于水或要求在眼部停留更长时间，又或需要添加其他成分形成复方制剂，故而制成眼膏或者眼用凝胶。其作用不同，例如妥布霉素地塞米松眼膏就是激素和抗生素组合的眼膏，各种抗生素、抗病毒眼膏和眼用凝胶、小牛血清和维生素眼用凝胶是治疗眼部干燥症状和修复眼角结膜的；因为质地浓稠，所以滴用方法和眼药水有所不同，使用之前同样需要清洁手部，需要眼部皮肤使用的最好先清洗眼部皮肤，然后把适量眼膏或凝胶（眼膏每次大约挤出1厘米长度，凝胶每次挤出1滴）用干净棉棒（药店里或网上可以方便地买到）轻柔均匀地涂在眼部皮肤上，静待其吸收；需要滴入眼内的需要家属协助，最佳的方法是平卧或头部后仰，家属以拇指和示指轻轻捏住上眼皮中央的皮肤并提起少许高度，这样眼睑和眼球之间就出现一定的空腔，把1厘米长度的眼膏或1滴眼用凝胶挤入这个空腔，然后放开眼睑皮肤让患

者闭眼休息，也可以像滴眼药水那样轻轻向下扒开下眼睑，将眼膏或凝胶挤入下方露出的结膜囊内，切忌瓶口接触到眼部，刚开始点的时候可能不像点眼药水那样容易，用几次后就能轻松掌握。需要注意的是，因为眼膏和眼用凝胶剂型特殊，作用时间长，点眼的次数要按照医生的要求，常见的是中午或晚上睡前应用，如果同时还要点眼药水，原则上先滴眼药水，约10分钟后再点眼膏和眼凝胶，以免眼药水稀释药物或部分眼膏随眼药水溢出，影响药效；使用眼膏或眼凝胶后可能有一些反应，如轻度异物感、刺激性眼红、黏附在眼角膜表面、视物模糊等，这些常见现象无须担心，如有明显的过敏反应、刺激不适症状以及全身不适反应，及时咨询医生处理。

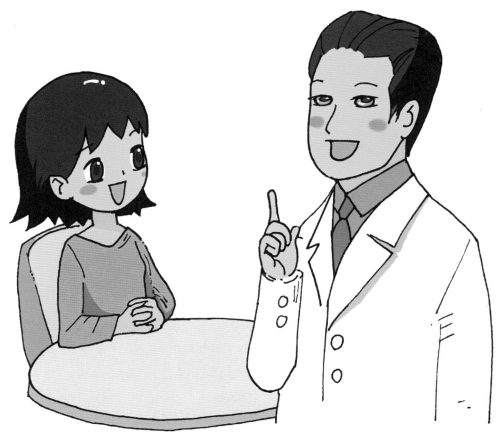

54

术前需要滴多久的眼药水？

答：术前一般需要点 1～3 天眼药水，具体根据医生的医嘱执行。近视手术前需要在眼部点滴眼液来进行术前准备，通常需要使用以下两种滴眼液：第一，需要点抗生素滴眼液，用来清洁结膜囊，预防手术后发生眼部感染。例如可以点盐酸左氧氟沙星滴眼液、妥布

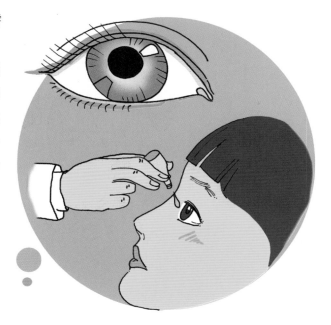

霉素滴眼液、莫西沙星滴眼液等，一般在术前 3 天开始用药。第二，需要在眼部点人工泪液，例如玻璃酸钠滴眼液、聚乙二醇滴眼液等，用药的目的在于改善眼部干燥症状、补充水分、保护角膜结膜上皮，促进术后角膜结膜上皮修复，降低术后眼部干涩不适等感觉，加速术后恢复。如果点药的次数或时间不够，可能引发术后的不适，包括异物感、流泪，严重者甚至可能会诱发感染。因此在正式手术前，一定要按医嘱认真点术前眼药水。如果是术前 3 天开始点，则两种眼药水每天各点 4～6 次，且两种眼药水之间间隔 5～10 分钟；如果是术前 1 天开始点，则两种眼药水每小时点 1 次，点至睡觉前停点，同样两种眼药水之间要间隔 5～10 分钟。如果点眼期间偶发局部刺激感觉，一般属正常现象，若出现明显眼红、眼痒、皮疹等不适，及时就医。

55 手术前万一感冒、发热了怎么办？

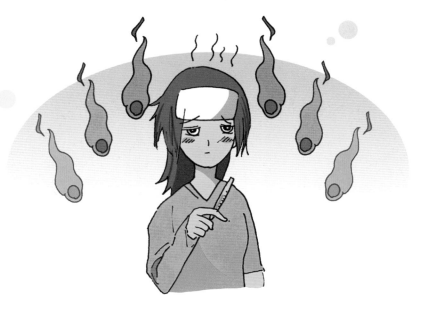

答：如果在近视激光手术前出现了感冒、发热的情况，建议将手术时间推迟，并尽快到医院就诊，根据具体医嘱用药，待感冒、发热等相关疾病症状消退、体温恢复正常后再接受近视激光手术。因感冒、发热等症状可能会存在局部或全身感染的可能，在此期间接受近视激光手术的话有可能诱发术眼感染等并发症，因此在感冒、发热期间不建议接受近视激光手术。如果仅有流涕、咽痛等轻度感冒症状，且血常规检验未见明显异常情况下，尚可正常手术，同时可遵内科医嘱服用抗感冒药物。发热大部分情况下是由急性上呼吸道感染引起的，但不管是什么原因引起的发热，在体温升高期间都是不能够做手术的。首先要控制急性上呼吸道感染，症状基本消失以后再考虑手术。感冒、发热也需要及时进行治疗，多喝温开水，病情好转手术之后注意多休息，以清淡饮食为主，不能吃辛辣食物和刺激性食物。

56

术前还有什么注意事项?

答: 术前需要使全身和眼部得到充分的休息, 保持最佳的状态, 术前不能熬夜和疲劳用眼, 保持足够的睡眠, 饮食应当以清淡为主, 避免过度油腻和辛辣的饮食, 同时要忌烟酒。为了避免眼表面干燥, 术前也不能再配戴任何形式的隐形眼镜 (如果生活中有必须配戴隐形眼镜的情况, 术前要停戴一定时间, 如普通的软性眼镜需要 1 周, 美瞳眼镜需要 2 周, 硬性RGP隐形眼镜需要1个月, 角膜塑形镜需要3个月) 并按照医嘱滴用人工泪液等药物。术前也应做好卫生工作, 术前一晚建议全身沐浴清洁, 男士如果头发过长建议剪短修理, 女士应充分卸妆并准备好束发工具。手术当天早上应当充分进食, 因为近视激光手术的麻醉属于局部麻醉, 不需要空腹, 因此手术前吃好早饭很有必要。首先可以保证足够的能量应对手术, 其次也可以避免因手术等待时间过长, 或者进入手术室后过度紧张造成低血糖晕倒的情况发生。手术当天如无其他情况应尽量早点到达医院, 因术前部分患者在当日评估后可能还需要进行其他特殊检查, 以免影响手术时间, 同时, 避免意外情况发生导致手术往后推迟。手术当天是不能自己来医院做手术的, 因为手术后双眼暂时是看不清楚的, 因此必须有家属或者亲友的陪同, 在手术前也应当提前与家属或者亲友联系好, 妥善安排手术当天的陪同人员。

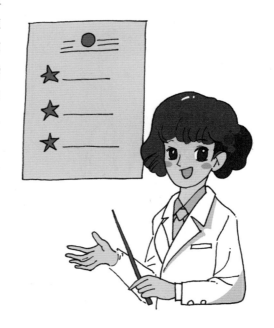

57　手术前后有什么忌口吗?

答：从客观的角度分析，近视手术后没有所谓的"忌口"。然而，术后3天内吃太辛辣或特别刺激的食物时，眼部会反应性地流泪，这样可能不利于术后恢复。如果以往存在食物过敏史，那么术后早期尤其应该注意"忌口"，以避免因食物过敏对术后恢复造成不利影响。中医说的"发物"主要是蛋白类容易引起过敏的食物，近视手术和全身关系不是很大，不必太在意"发物"的问题。当然，也不能无节制地暴饮暴食，正常饮食就行了。此外，需要说明的是，做手术时最好不要饿着肚子进手术室，有些人饿着肚子加上紧张，在手术室内有头晕的风险。如果在进手术室之前来不及去吃饭，可以买些面包或零食"垫垫肚子"。

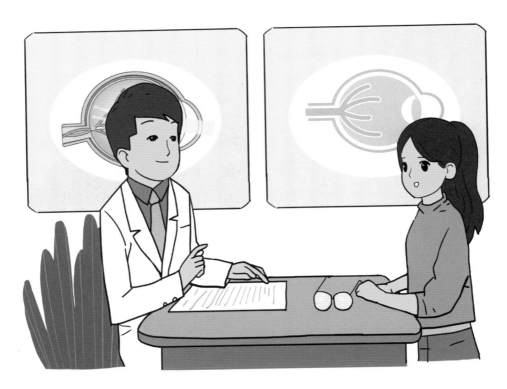

六

摘镜手术
当天的注意事项

58 全飞秒手术当天需要注意什么？

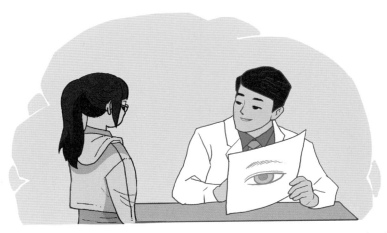

答：做完术前检查如果患者符合手术的要求，医生会给患者开相应的眼药水，在手术前3天需要先遵医嘱滴好眼药水，在家练习注视训练，手术前一晚洗头、洗澡做好个人清洁卫生，适当早点休息，手术当天尽量穿着舒适，面部和眼部不使用任何化妆品，不使用啫喱水及香水。激光手术当天患者需要保持良好的精神状态。手术当天手术医生还会对眼部进行检查，确保手术的安全。

患者手术区等待手术时，医护人员还会对手术过程进行讲解，并告知患者手术时需要注意些什么。其实最重要的一点就是眼睛一定不要动。患者在进入手术区后请勿携带随身物品。

患者需要进行术前准备，包括冲洗双眼，在冲洗双眼前还会给患者局部点麻药，冲洗时请患者配合睁大双眼，这样才能充分地对眼睛进行清洁；清洁的眼部周围皮肤消毒时请自然闭合双眼，消毒结束后双手不能触碰消毒区域以免造成污染。

手术中上下床的时候，请不要突然抬头，以免头或面部触碰到手术的仪器。

手术过程当中我们是先做一只眼然后再做另外一只眼的，这时候患者就需要全程自然睁开双眼。术中患者会经常问一个问题："我做过手术的这只眼睛是闭上还是睁开？"我们的建议是最好睁开双眼，因为我们两个眼睛是联动的状态，一个眼睛是睁开的，所以建议另外一个眼睛也要睁开，但是如果有一些不舒服的话，做过手术的眼睛是允许眨眼睛的，这样睁开的时间也会延长。

59 手术当天可以化妆吗?

答：手术当天不可以化妆，包括任何的面部妆容和眼部妆容。手术前为了避免感染需要进行较大面积的面部消毒，化妆品一方面可能会影响消毒的效果，另一方面也可能在消毒过程中混入消毒液，如果不慎进入眼内则有引起感染或严重炎症反应、损伤角膜的风险，可能导致手术改期进行。此外，在手术后化妆也应当慎重，一般建议在手术1个月后可化面部妆容，而眼部妆容需要等手术完成3个月以后。因为眼睛做完手术之后需要一定的时间来进行恢复，这段时间如果化妆的话，一些化妆品中的物质会刺激眼睛，这样就会导致恢复时间加长或者使眼睛出现一些其他情况。此外化妆的时候要注意避免眼线或眼线膏进入眼睛里，否则很容易出现感染。近视手术后尽量做好眼睛的护理工作，并且要注意正确使用眼睛。

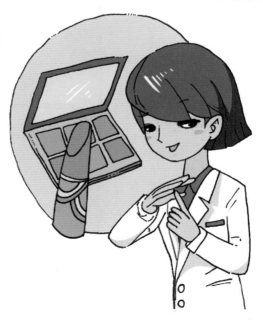

60 手术需要多长时间?

答：手术时间一般是10分钟左右。不同的患者术中配合情况不同，时间也会略有不同。激光手术前会在眼部滴表面麻醉药，麻醉后眼睛是没有痛觉的，但是会有一些患者会出现眼酸、视物模糊、眼胀等现象。医生在做激光扫描前，会在患者眼睛里面放置一个撑开眼睛的小夹子，在医生触碰眼部时不要紧张，眼球不要转动躲避；在术中激光扫描开始的时候，患者要直视正上方的注视灯，保持30秒左右。患者在注视的时候绿点会逐渐消失，这个时候虽然绿点消失了，但是眼睛也不要动，要保持原先的状态。激光扫描结束以后，患者这时候视物是模糊的，还要继续保持眼睛不要动，双眼睁开直视正上方，注视最亮的地方就可以了。

温馨提示：最好术前进行注视训练，可以躺在床上盯着眼前正上方的灯光（不要太亮）进行练习，两眼交替注视约30秒；术前可观看手术视频，对手术过程了然于心，这样就不会在术中紧张，而且也能很好地配合医生手术，手术时间也会大大缩短。配合越好，手术时间越短！医患一起努力，收获属于您的完美术后视力！

如遇不可抗力，如停电、机器故障等，可能会延长手术等待时间甚至暂时取消手术。

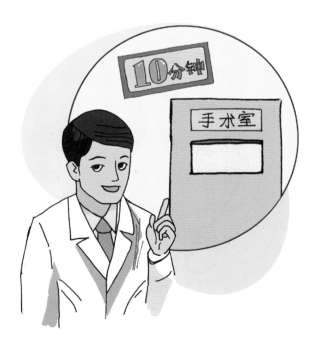

61

手术当天什么时候到医院？

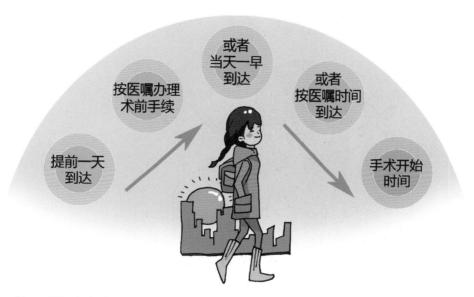

答：因手术前还需要复查常瞳验光、签署手术知情同意书等相关事项，部分特殊患者术前还需要进行其他相关检查（例如复查角膜地形图排除术前检查中角膜形态或者生物力学结果的异常，或者术前眼底检查中发现双眼杯盘比较大，需要进行视野检查排除青光眼等），手术当天如无特殊情况请尽早来到医院。如在近视手术高峰阶段（寒假、暑假、"五一"、"十一"等法定节假日）接受手术，建议可在手术前一天提前来到医院，进行复查常瞳验光、签署知情同意书、提取术前抽血检验结果、部分必要的常规项目复查或特殊项目检查等，以及其他手术前相关程序的办理，全部完成后可遵医嘱安排手术当天来院的时间，手术当天即可按照前一天约定好的时间来到医院，不需要当天一早来到医院。因近视手术高峰阶段会有大量患者在手术当天进行术前程序的办理，因此提前一天办好手续可以节省时间和避免长时间排队等不利因素，保证手术在预定时间内顺利完成。

62 手术当天穿什么衣服？

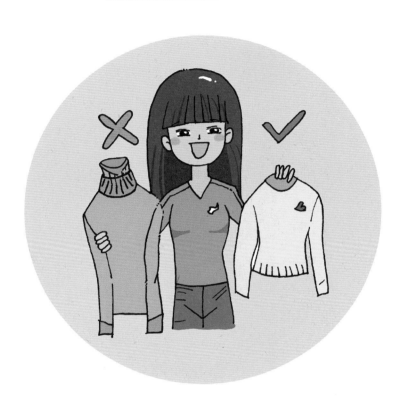

答：手术当天建议穿着宽松舒适的衣服，因手术当天进入手术室前需在医护人员的指导下更换患者服、手术室拖鞋或鞋套以及戴手术帽、口罩等，为了方便更换，应尽量穿着宽松舒适的衣服。不宜穿着高领或者带有帽子的上衣，因为高领衣服一般领口较紧，手术之后回到家里衣服比较难脱，手术当天眼睛的伤口还没有愈合，脱高领的衣服时容易碰到手术后的眼睛，有可能导致伤口愈合延迟或者角膜瓣翻转，情节严重时甚至可能会造成术后感染。女士不宜穿着裙子、连体服等，在更换患者服时穿着裙子、连体服可能会导致不便。同时不宜戴金属配饰或者手表等，以免在穿脱患者服时不慎被这些金属饰品的边缘划伤自己或者其他人员，而且手术室内外人员较多，戴这些贵重配饰或者手表可能会遗失。此外还要注意避免穿一些束领或领口较紧的服装，也是为了避免术后回家脱衣服时影响刚做完手术的眼睛。

63

手术过程眼睛痛吗？

答：近视激光矫正术是运用冷激光，在微电脑控制下，直接作用于角膜前弹力层，从根本上改变角膜曲率，重塑角膜弧度，只需 10～20 分钟就可达到治疗近视、远视和散光的目的。由于是冷激光，对眼部周围组织无任何损伤，具有安全、无痛、快捷的特点。手术是在角膜上进行的，角膜上没有血管，表面有丰富的神经末梢，在近视眼手术前，护士会进行术前消毒和准备，医生会通过滴用眼部表面麻醉剂，麻醉角膜表面的神经末梢，因此在手术过程中一般不会有非常明显的疼痛感。特别紧张的患者，适当增加麻醉药剂量后，也能顺利完成手术。偶尔有患者术中感觉到眼睛胀痛、酸痛或异物感等，但是一般程度都较轻。术后的异物感，一般就是半飞秒手术以及表层手术的感觉会强一些，有些人会觉得痛，全飞秒手术的异物感没有那么重，不过术后的异物感一般几个小时就恢复了。同时手术时间相对较短，轻度的疼痛或者不适感持续时间也不会很长，术前不需要因为惧怕手术疼痛导致过度紧张。

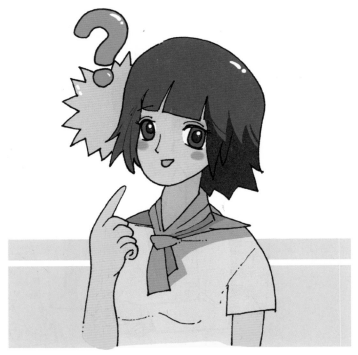

64 担心术中不能很好地配合医生怎么办？

答：近视激光手术过程相对来说时间较短，手术中也并非需要特殊配合，一般来说不需要过度担心。但是术前了解手术过程及必要的配合是必要的，尤其是对配合要求相对较高的全飞秒激光手术来说，如担心配合不好，可以与医生进行沟通，在医生指导下练习如何在手术中配合。术前在诊室里有具体的术中配合训练小视频和注意事项，可在家中或术前等待过程中适当训练。为了在手术过程中更好地配合医生，也可以在手术前自己进行注视练习：平躺或者坐着，用左手遮住左眼，伸出右手示指，右手与右眼保持 20~30 厘米，右眼凝视右手示指尖 1~2 分钟。然后再交换手和眼睛，做左眼练习。最重要的是保持心情放松，术中并无疼痛等特殊不适，只需注视眼前方闪烁的绿灯，绿灯的作用是定位，看到绿灯后就只管往那个方向看，因为后面绿灯光亮会逐渐消失，保持眼球尽量不要大幅度转动和头部活动，坚持 20 余秒即可。

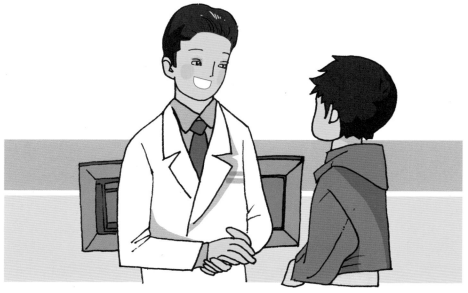

65

术中眨眼或眼睛
睁不开怎么办？

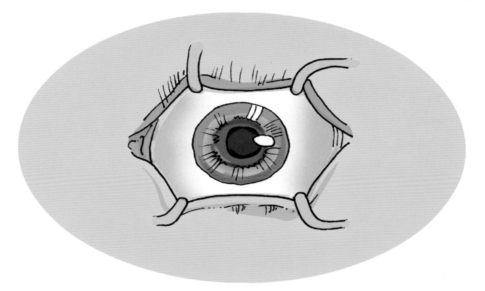

　　答：担心激光近视手术过程中万一眨眼了怎么办？一想到这个问题，很多人的眼前就有生动形象的画面了，这也是大多数想进行激光近视手术的小伙伴非常担心和害怕的问题。近视手术虽然才十来分钟，但是怎么可能做到十来分钟都不眨眼呢？其实近视激光手术过程很短，并且患者一般是无法眨眼睛的，因为近视激光手术中都会采用一个特制的开睑器，将上下眼睑撑开，以便于手术顺利进行，就是真装了"电动马达"也很难成功眨眼，因此不需要担心术中眨眼或者眼睛睁不开导致手术无法顺利进行的问题。另一方面，开睑器撑开眼睑时可能会有一定的不适，不过程度较轻，医生们经验丰富且手脚麻利，往往患者还没有反应过来，医生就已经成功为患者戴上了开睑器。术中仍需要保持轻松平和的心态，自己在手术中也要尽量保持双眼轻松地睁开，不要做刻意的用力挤眼和闭眼等动作。在手术中只要不使劲挤眼睛，正常眨眼一般是不会影响医生的正常操作的。

66 眼睛对麻药不敏感怎么办？

答：近视激光手术是在角膜上进行的，角膜富含感觉神经，是三叉神经的眼支通过睫状体后长神经支配的，神经末梢在角膜内脱髓鞘，从前弹力层后分支进入上皮细胞层，因此感觉十分敏锐。因为角膜的神经末梢比较丰富，所以如果做近视手术，肯定是需要麻醉的。首先，不是全麻，因为手术过程中要求患者盯着灯光进行注视，以便于进行手术操作。其次，不是针剂注射麻醉药，而是会像滴眼药水一样，滴麻醉眼药水对角膜进行表面麻醉，所采用的麻醉眼药水多为丙美卡因或者奥布卡因，滴完麻药，整个人在手术过程中依旧是清醒的，手术时间很短，过程中基本不会有疼痛的感觉，对于个别敏感的人来说，可能会稍有不适。一般来说很少会有患者对这类麻醉药存在明显的耐药，如果在术前明确自己曾有过对其他麻醉药不敏感的情况，可以提前告知手术医生，术前可以通过增加麻醉药剂量等方式确保表面麻醉充分、有效，此外也需要患者放平心态。

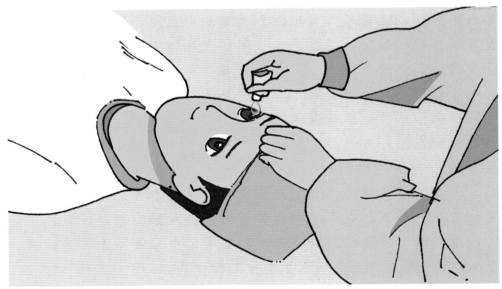

七

摘镜手术后的
注意事项

67　做完手术才发现怀孕了怎么办？

答：近视手术过程中会使用滴眼液进行表面麻醉，术前及术后会使用到抗生素、激素滴眼液及人工泪液等药物，这些药物有对胎儿造成影响的潜在风险，但并不是说手术和药物一定会导致胎儿出现问题。如果希望继续妊娠，建议咨询妇产科医生，听取专家建议，进行必要的检查，防患于未然。

68　术后早期可能会出现什么问题？要注意些什么？

答：术后当天 4~6 小时可能会出现眼部刺痛、畏光、流泪、眼酸、眼红等症状，这些是正常的。做完手术后回家休息即可，避免污水及异物进入眼内，不可揉眼哦！

术后第一天复诊时，虽然查视力时能达到 0.8 以上，但是还是有些模糊的感觉。温馨提示：术后要按时遵医嘱点眼。不用着急，一般经过1周到1个月的时间，视力就能稳定到术前最佳矫正视力（也就是我们术前戴框架眼镜所能看到的视力）。

术后早期有些患者会出现看远清楚，视近不清楚的现象，这些也是正常的，过1个月基本能恢复，不用紧张。术后避免长时间近距离工作，电子产品（手机、电脑、平板、电视等）尽量少看。

术后早期有些患者可能有眼干情况，出现这些情况也不用着急，补充人工泪液就可以缓解。全飞秒激光手术的角膜神经损伤少，修复快，后续补充人工泪液可有效缓解症状。如果眼干持续存在，就要看看是否有其他眼部问题了，比如说晚上睡觉时眼睛是否能完全闭上，如不能完全闭上建议戴眼罩睡觉，减少夜间泪液的蒸发。

以上提醒的注意事项是针对大部分人的情况，但每个人情况不同，如果突然出现明显视力下降、眼痛等情况，应及时到医院寻求治疗。

69

术后长期要注意什么？

答：术后长期要注意保护眼睛，我们虽然纠正了近视，可是原来近视给我们眼部带来的改变还是依然存在的，比如由于眼球被拉长（眼轴变长），眼底视网膜改变等。因此术后长期复查也是相当重要的。一般建议术后1周、1个月、3个月、半年、1年……进行复查。当然这也不是一成不变的，每个患者恢复的情况不一样，复查的时间点也是会相应改变的。1个月内，避免使用眼部化妆品，例如睫毛膏、眼影等。激光手术最好半年内不游泳，游泳时也要注意泳池环境，1年不能潜

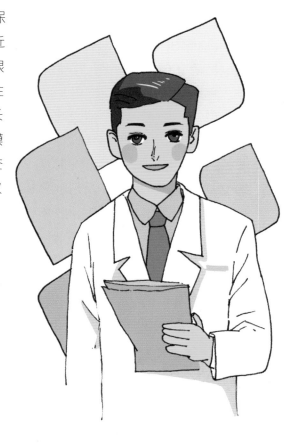

水，避免脏水及异物进入眼内。需要注意的点有很多，但是重要思想就是，遵医嘱按时点眼药、定期复查，注意用眼时间，保证眼睛休息，避免做对眼睛恢复不利的禁忌事项。

温馨提示：如果突然出现视力下降，要及时与主治医师联系，避免耽误最佳治疗时机。术后要合理使用电子产品，要注意休息，减少使用频率。看电子产品时，建议看半个小时，休息5分钟，比如远眺或闭眼休息，不要看太久哦！

70 做完手术视力能恢复到多少？

答：屈光手术后的视力到底能恢复到多少？这是大家都非常关心的问题，也是个既简单又复杂的问题。

首先需要说明的是，通常所说的"视力"是指看远处时的"远视力"。医学上所说的"视力"不仅包括"远视力"，还包括看近处时的"近视力"。一般情况下，不低于0.8（小数记录法）或4.9（5分记录法）的术后裸眼"远视力"不会影响正常生活。单眼能看到0.8的话，双眼一起看时应该能看到1.0。参军、招警、考军校或公务员等体检时的裸眼"远视力"要求一般是0.6（小数记录法）或4.8（5分记录法），民航飞行员或空中乘务员对裸眼"远视力"的要求会更高一些。

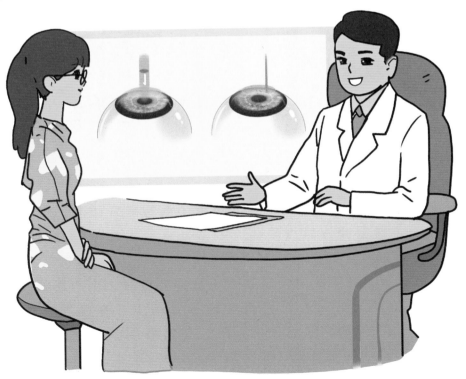

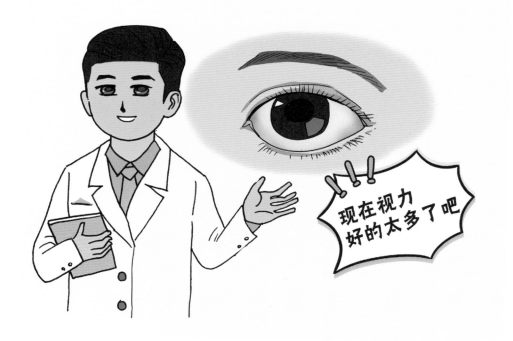

现在视力好的太多了吧

那么，屈光术后的视力到底能恢复到多少呢？主要应从"术前的最佳矫正视力"和"术后目标屈光状态"两方面来判断。

（1）术前的最佳矫正视力：在验光结果比较准确的前提下，一般情况下，术前验光的最佳矫正视力越好，也就是戴最准确度数眼镜的视力越好，术后的视力应该也越好。

虽然屈光手术的风险很低，手术的预测性一般也很好，大多数人术后的视力也都能达到（甚至超过）术前验光的最佳矫正视力。

（2）术后目标屈光状态：屈光手术的主要目的是摘掉眼镜，并且尽可能达到术后目标屈光状态。比较理想的术后目标屈光状态是指术后不仅看远处时比较清楚，而且看近处时也比较清楚和舒服。医生会根据每个人的具体情况，采取"做足""做够"或"做欠"来达到比较理想的术后目标屈光状态。"做足"是指术后呈轻度过矫的屈光状态，"做够"是指术后呈既不欠矫也不过矫的屈光状态，"做欠"是指术后呈轻度欠矫的屈光状态。

一般情况下，年龄在 35 岁以下时，眼睛的调节能力比较正常，术后看远处比较清楚的话，看近处时也应该比较清楚，也就是说术后"远视力"比较好的话，"近视力"也比较好；35～45岁，眼睛的调节能力会变得弱一些，术后看远处时比较清楚的话，看近处时可能会比较费力，也就是说"远视力"比较好的话，"近视力"可能会受到影响；超过45岁，术后看远处时比较清楚的话，看近处时可能会出现"老花"症状，也就是说"远视力"比较好的话，"近视力"可能就不太好了。

因此，如果是近视眼，如果单独地只考虑年龄这一个因素的话，一般情况下，35岁以下建议"做足"，35～45岁建议"做够"就行了，45岁以上建议"做欠"一点。也就是说，年龄超过35岁的话，术后不要只片面地追求看远处时清楚的"远视力"，还要考虑兼顾看近处时比较清楚和舒服的"近视力"，一般情况下术后单眼的裸眼"远视力"不低于0.8就行了，这样才能尽可能地保证看远处和看近处时都比较清楚和舒服。

实际上，除了年龄这个因素以外，手术医生还会根据术前的屈

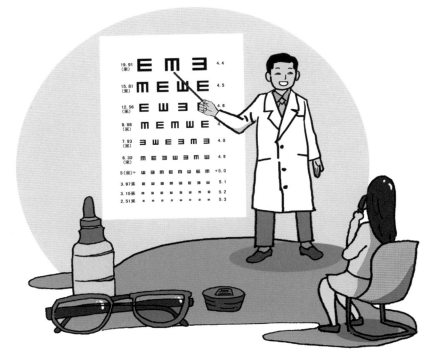

光状态、术后是否容易回退、手术目的和主导眼情况（是右撇子眼，还是左撇子眼），以及工作、学习、生活中的用眼习惯和需求等多种因素，来综合分析并设定合理的手术参数，从而尽可能地达到比较理想的术后目标屈光状态。

总之，术后视力到底能恢复到多少，需要医生根据详细的术前检查结果才能基本确定。医生术前会根据多种因素来综合分析并制订合理的手术方案，以尽量达到比较理想的术后裸眼视力和目标屈光状态。

71 做完手术能睁眼吗？

答：刚做完近视手术，眼部会有不同程度的刺激症状，一般全飞秒的刺激症状较轻，半飞秒的刺激症状较重，有些人能睁开，有些人睁不开或不敢睁开。实际上，术后早期眼睛能睁开就睁开，不能睁开的话就闭上，但最好闭眼休息。睁眼和闭眼时候应该轻轻地睁开和轻轻地闭上，不能使劲"挤眼睛"，当然也不能揉眼睛。从术后第二天开始，就应该能正常睁眼和闭眼了。因为角膜的氧气有 80% 来自于空气，睁开眼睛后角膜正常接触空气中的氧气，有利于角膜恢复和视力的提高，所以术后第二天就没必要总是闭着眼睛了。

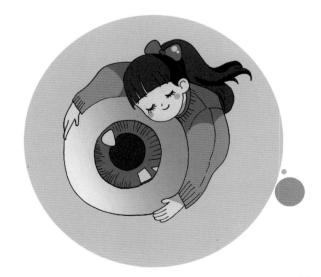

72 刚做完手术可以自己离开医院吗？

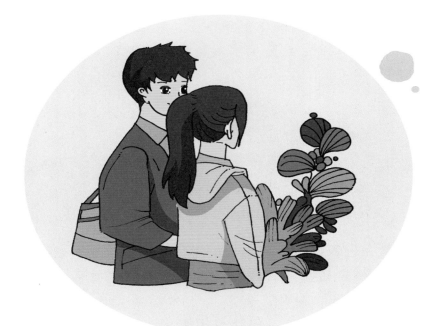

答：刚做完近视手术，眼睛会有不同程度的刺激症状和角膜水肿。如果术后眼部刺激症状较重，睁眼困难或看东西模糊（因为术后角膜水肿，属正常反应），必须在家属或朋友的陪同下才能离开医院。如果刺激症状较轻并且角膜水肿不明显，眼睛能睁开，也能看得比较清楚，可以自己离开医院。一般情况下，刚做完手术时，全飞秒近视手术的眼部刺激症状较轻，半飞秒近视手术和表层近视手术眼部刺激症状较明显。此外，做手术时眼部会滴麻醉药，麻醉药的作用时间大概是20分钟，也就是说，做完手术20分钟之后麻醉药失效后，眼部刺激症状才会比较明显。如果刚做完手术感觉眼部没有刺激症状，自己离开医院在回家的途中麻醉药失效后，开始出现眼部刺激症状时，可能会不安全。因此，不管做哪种近视手术，都建议在亲友陪同下离开医院。

73

刚做完手术为什么看得不是很清楚？

答：刚做完手术如果眼部刺激症状比较轻，应该是可以睁眼看东西的，但有些人看得比较清楚，有些人看得不是很清楚。看得不是很清楚有几种情况，一是看东西有雾的感觉，这种情况主要是因为刚做完手术，角膜还处于轻度的水肿状态，全飞秒因为手术切口小，眼部刺激症状轻，刚做完手术眼睛就可以睁开，所以看东西有雾的感觉。一般情况下，按医生的要求用药，全飞秒术后5小时左右，角膜水肿基本就可以消失，看东西有雾的感觉就没有了。全飞秒术后12小时之后，随着角膜水肿的消退，看东西就比较清楚了。半飞秒术后因为手术范围较大，术后眼部刺激症状较明显，一般术后12小时之后眼睛刺激症状减轻之后，眼睛才会觉得看得比较清楚。另外一种情况是，手术前近视和散光度数越高的人，术后恢复的时间相对来说会慢一些。也就是说，无论哪种手术方式，高度近视和高度散光术后一般12小时之后才会看得比较清楚。

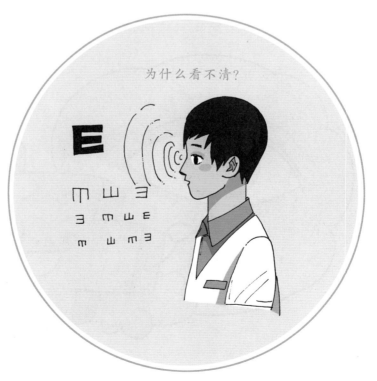

为什么看不清？

74 做完手术眼睛痛吗？

答：不同的人对痛觉的敏感程度不同，加上术后角膜恢复的程度和情况不同，每个人的感觉可能会不一样。术后当天眼痛是正常的，不痛更好。实在是很痛的话，可以吃一片或两片止痛药，注意不要空腹吃。一般来说，全飞秒因为手术切口较小，对角膜表面影响较小，术后早期眼痛的感觉不明显，部分人有轻微的异物感。半飞秒术后早期，部分人眼部的异物感较强，或有酸涩的感觉。部分人有比较痛的感觉。一般均可在术后12~24小时后逐渐消失。如果选择表层手术，术后3~5天之内，眼睛都可能会有酸涩、异物感和刺痛的感觉，一般5天之后也都会消失。极少数人在术后较长的时间会有轻度的一过性眼睛干涩疼痛，主要可能是轻度的眼干燥症或视疲劳，注意休息或滴用人工泪液，一般就会缓解或消失，如果眼痛持续时间较长，最好到医院复查一下。

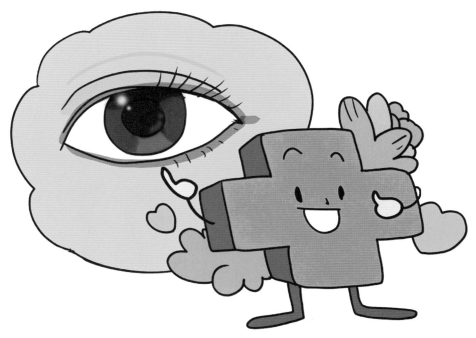

75

做完手术需要滴眼药吗?怎么滴?

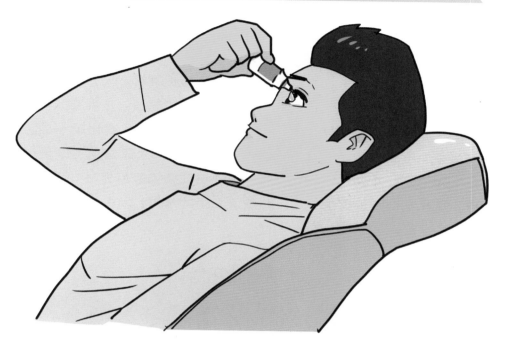

答：关于做完手术滴眼药的时间和方法，每家医院可能有自己的风格。术后主要需要滴 3 类眼药：一是抗生素，起到杀菌和预防感染的作用；二是消炎药，起到抗炎和缓解疼痛的作用；三是人工泪液和促进角膜上皮修复的药物，起到维护眼表微环境，预防和缓解干眼的作用。全飞秒手术因为角膜切口较小，术后没有角膜瓣移位的风险，术后当天可以滴用眼药。半飞秒手术由于角膜切口范围较大，术后当天如未掌握正确的滴眼药的方法，加上眼药水可能有轻微的刺激作用，有角膜瓣移位的风险，因此不建议术后当天滴眼药。待术后最少 12 小时后，在医生检查角膜瓣复位愈合的情况后，再按要求滴用眼药。表层手术一般会戴绷带式角膜接触镜，滴眼药的时机每家医院会略有不同，建议按照手术医院的医嘱严格执行。

76 做完手术可以洗脸、洗头、洗澡吗？

答：有些医生会说术后第二天就可以洗脸、洗头、洗澡，稍微注意点，不要把脏水弄到眼里就行了。有些比较谨慎的医生会建议术后1周内不能洗脸、洗头和洗澡。实际上不需要这么长时间，只要不揉眼睛，不把水弄到眼里，术后当天就可以洗脸、洗头和洗澡。从客观的角度分析，全飞秒和半飞秒手术3天之内，角膜上皮才能长得比较牢固，所以从这个角度讲，术后3天之内还要注意一些。为了避免在洗澡时把水弄到眼里去，建议术后可以洗脸，但洗头和洗澡最好还是在手术3天之后。这样可彻底避免由于洗头和洗澡发生的意外，从而进一步降低术后感染的风险。

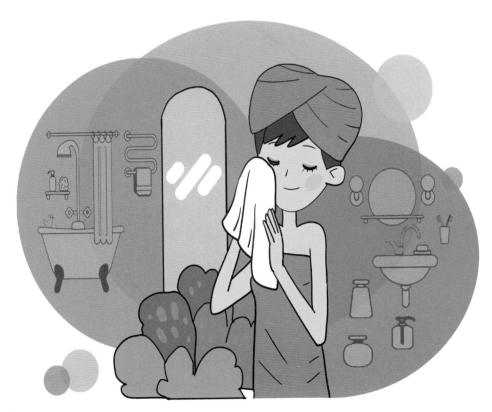

77 做完手术什么时候可以做双眼皮？

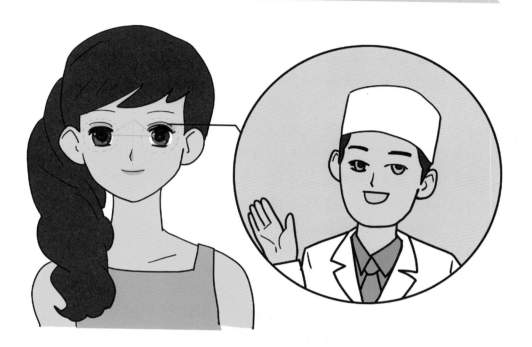

答：首先，全飞秒激光手术的切口非常小，且没有角膜瓣，角膜恢复比较快，一般 1 个月后经医生复查一切良好即可做双眼皮；半飞秒激光有角膜瓣，建议 2~3 个月后经医生复查眼部状态恢复良好可考虑行双眼皮手术；准分子激光手术包括 LASIK、LASEK、T-PRK 或 SMART 手术，也建议 3 个月后再行双眼皮手术。其次，角膜屈光手术的手术部位是在角膜，而双眼皮手术主要在上眼皮上操作，一般是不会相互影响的，前提是要去正规的医疗机构，这样风险会更小。还有一种屈光手术——ICL 植入术，是在眼睛里面放入了一个定制的人工晶体，术后想做双眼皮了也是在 1 个月后经医生复查眼部状态恢复良好即可考虑。最后提醒大家，双眼皮术后要注意观察有没有干眼的症状，必要时遵医嘱用一些润眼的药物。

78 做完手术可以揉眼睛吗？

答：揉眼睛的主要原因是眼痒或有异物感，揉眼睛对术后眼部的恢复肯定是没有好处的。然而，全飞秒手术因为切口小、没有角膜瓣，所以没有角膜瓣移位的风险，因此对揉眼没有那么高的要求，偶尔轻轻地揉眼一般没关系，但经常使劲揉眼，即使没有做手术，对眼睛的伤害也比较大，因此应尽量避免术后使劲揉眼。对半飞秒而言，术后 3 天之内存在角膜瓣移位的风险都比较大，因此是不可以揉眼的。如果半飞秒术后早期感觉眼睛痒，有异物感或不舒服，可以多滴几次人工泪液以缓解眼部不适。如果眼睛痒、异物感持续加重或比较严重，建议到医院就诊，由医生根据具体情况进行处理。

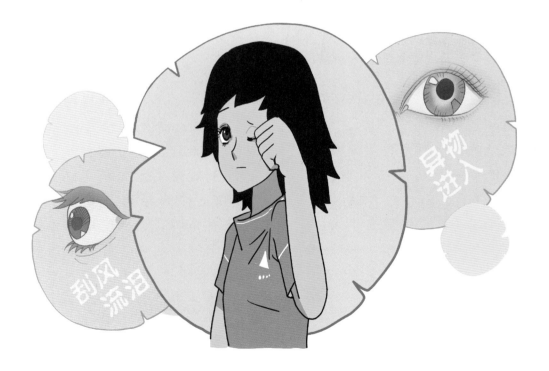

79 做完手术多久可以游泳、跳水、潜水？

答：建议 6 个月以上复查无异常后可游泳、跳水、潜水。因为只要手术都是有切口和创伤的，虽然现在的屈光矫正手术创伤小也恢复快，就是恢复比较慢的 LASEK、T-PRK 或 SMART 等表层手术的不适症状也会在 1 周左右消失，但是体感不适症状的消失和视力的恢复并不代表眼表微环境的修复，因此，安全起见一定要遵医嘱。屈光手术后，在接受准分子近视角膜激光手术后 1 个月内，不得游泳、跳水、潜水等。若要更谨慎一点，最好是任何水上活动都要避免。这些场所都是相对高污染的环境区域，眼睛的伤口如果被病毒或是细菌感染，很容易产生炎症，不仅影响伤口的恢复，而且手术的效果存在降低的风险。所以短期内避免游泳、跳水、潜水的主要原因是担心手术切口感染的问题，不做手术从事这样的活动都有感染的风险。手术后的 1 个月是非常重要的恢复期，一定要遵从医生的指导，定期复诊，不能因为术后效果较好就粗心大意，忘记复查；要按时用药，随时注意眼睛的休养，确保手术效果。如有不慎感染，眼睛有充血、刺痛、灼热、有异物感等任何不适，请及时就医。同时，大家也应该养成游泳、跳水、潜水时，配戴游泳镜的习惯，减少眼睛被感染的机会，活动结束后，还应该再仔细将眼睛清洁干净，也可以预防性地用一次杀菌的滴眼液。

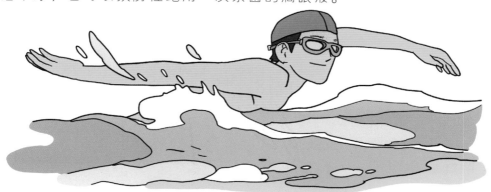

80 做完手术多久可以化妆？

答：飞秒激光近视手术术后眼睛的保养非常重要，术后用药对于术后视力的恢复和稳定是非常重要的。术后视力的好坏不仅仅取决于手术的过程，术后的保养、用眼都是十分重要的。而化妆品属于化学类的产品，尤其是睫毛膏、眼线笔、眼影等化妆品会有很多细小的颗粒，进入眼内后可以刺激结膜、角膜等引起结膜充血、导致眼睛发生不适症状，还有造成感染的可能。一旦入眼以后会影响视力的恢复，所以在此建议：屈光手术后第二天可以使用面部护肤品，避开眼周，切忌揉搓到眼睛，1个月内勿做眼部按摩及化妆，爱美的你要牢记医生的叮嘱哟！

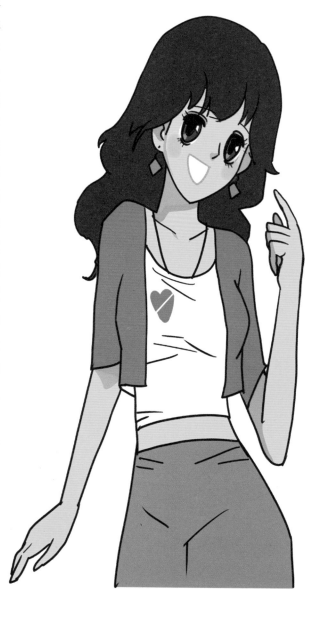

81 做完手术多久可以怀孕？

答：准分子激光近视手术是在眼睛外面也就是眼睛的角膜上进行的手术，不涉及较深入的眼底组织，只要经过各种检查，排除各种眼部疾病，确定适合手术的人群，手术时并不会影响其他组织，不管是怀孕还是分娩都不会受到准分子激光近视手术的影响。即使手术不会对人体内的组织器官造成影响，在此还是建议女性朋友在怀孕期间最好不要做准分子近视激光手术。因为考虑到准分子近视激光手术后，需要用药一段时间，使用的抗感染的

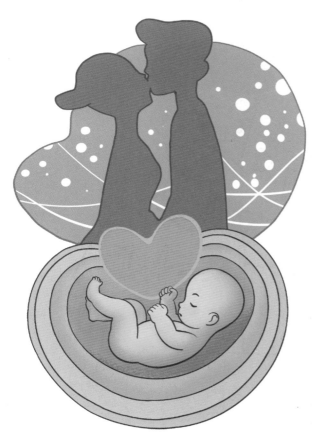

眼药水等药物有可能会对肚子里宝宝的发育有影响。虽然目前还没有文献证实确有影响，但是注意些还是好的。目前学术界没有确切的结论，建议完全停药半年后复查无异常，就可以准备怀孕啦。另外，还有些朋友担心做过屈光手术是不是就不能顺产了？告诉大家，尽管放心好啦，生宝宝只是腹腔内压力增加，并不会对术后的眼睛造成损伤，但是是否顺产还是要由妇产科医生决定，但是顺产前做个眼部检查是有必要的。

82 做完手术可以吸烟、喝酒吗？

答：吸烟、喝酒都属不良嗜好，因此不管做不做手术都应该限酒和戒烟。从科学的角度分析，术后早期吸烟和喝酒可能会降低全身和眼局部的免疫力，这样肯定不利于术后恢复。吸烟还会熏到眼睛，对眼睛肯定不好。因此建议在术后1周内戒烟，并最好趁这个机会把烟戒掉。实在不能避免喝酒的话，术后1周之内建议不要喝醉，这样才能更有利于术后眼部的恢复。而且，经常喝酒的人对麻醉药不敏感，在手术时感觉痛的可能性会大一些，因此还是尽量少喝酒吧。

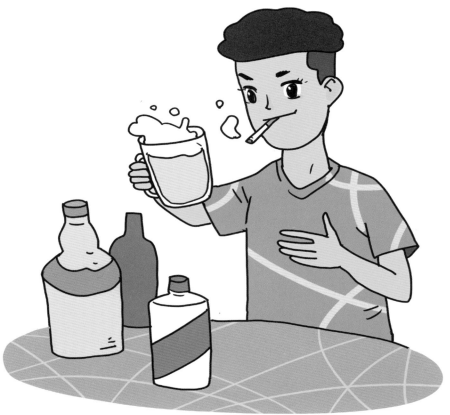

83 术后需要戴墨镜吗？
什么情况下要戴？戴多久？

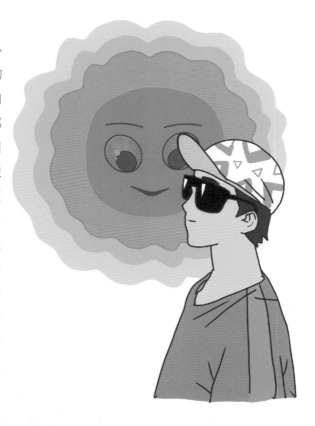

答：可以准备一个。术后当天，特别是6~7小时内眼睛会有不同程度的刺激症状，如酸涩、怕光、流眼泪，大部分人都睁不开眼睛，这时是以闭眼休息为主的，此外配戴墨镜可以减少眼部不适症状。全飞秒术后舒适度好，刺激性小，不由自主就会睁眼比较多，这时候戴着墨镜减少光线刺激会感觉更舒服一些，如果要戴，一定注意墨镜的消毒。从第二天开始，阳光强烈的户外都可以配戴正规安全、清洁舒适的墨镜。LASEK、T-PRK等表层手术刺激症状稍重会持续3~4天，在这期间可根据自身情况一直戴着墨镜，角膜上皮完全修复后可正常配戴。一副有偏光效果的墨镜能够有效地避免紫外线对眼睛的伤害，可以滤除很多杂乱的光线对眼睛的干扰，改善眩光，使进入眼睛的光线变得柔和，有效保护眼睛。选购墨镜时，镜片颜色既不可过深也不能过浅，以中度为佳，防护效果相对较理想的镜片颜色有蓝灰、墨绿、茶色。室内和阴暗的室外，一般是不需要戴墨镜的。

84 术后多久可以上夜班？

答：根据手术方式不同具体要求也不一样。①全飞秒、半飞秒激光微创手术，对角膜损伤小，引起干眼症状轻，术后1周，眼睛如果没有明显的不适感可以上夜班，尽量不要上通宵；②表层准分子激光手术损伤大，恢复慢，上皮长好之后至少用药1个月后根据具体眼部状况再考虑上夜班；③眼内屈光晶体植入术属于内眼手术，眼内感染风险大，术后要按时点眼药水，定期到医院去复查，日常生活上要注意，不能用力哈腰、低头，不能剧烈咳嗽、便秘，要饮食清淡，保证大便通畅，不能吃辛辣刺激的食物，少用眼睛，少看手机、电脑等，1个月内不能剧烈运动，1周内最好不要出门，之后如果出门，阳光充足时，就需要戴墨镜，保护眼睛。2周左右根据复查结果及医嘱决定是否上夜班。

建议：术后上夜班，工作环境干净，用眼不多，近距离看得少，可以适当地增加抗生素及人工泪液的用量，尽量增加闭眼休息次数。长时间熬夜，抵抗力下降，容易导致干眼症状和引起眼部炎症反应，手术早期尽量减少上夜班。

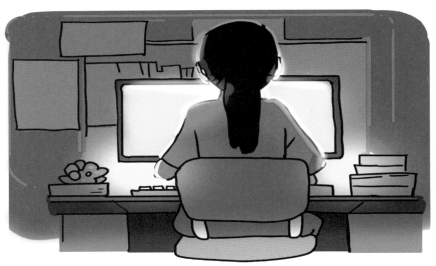

85

术后多久可以看手机？

答：术后 1 周正常的社交、适当地看手机是可以的，但不能长时间看手机，手机屏幕光线强，字体较小，这样会引起视疲劳、干涩、烧灼感、畏光流泪、视力下降。根据手术方式不同，具体时间也有差异，飞秒激光手术，切口小，恢复快，一般第二天就可以适当看手机；表层准分子激光手术损伤大，恢复慢，上皮长好大概需要 5~7 天，眼部无明显刺激症状时可适当看手机；眼内屈光晶体植入术后遵医嘱用药和复查，无明显异常第二天可以接打电话，1 个月后视力恢复相对稳定后可以适当看手机。

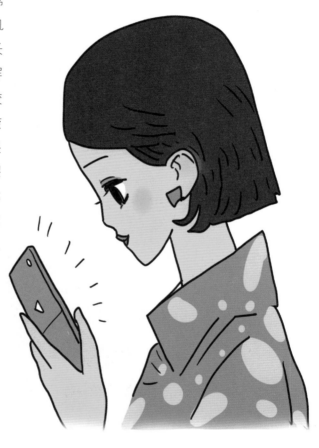

建议：减少看手机时间，如果眼睛干涩可以多点些人工泪液。晚上不能在暗光下看手机，否则容易使角膜表面干涩，视疲劳，视力回退，还有引发黄斑变性的可能，发生不可逆的视力下降。不管做不做手术都需要养护眼睛，这样才能保持好的视力和眼睛的舒适。

86 术后多久可以看书学习？

答：一般来说 1 周左右可以看书学习，前提是眼睛自我感觉没有不适感，不干涩，不疲劳。但是看书的时间不宜过长，不能离得太近，刚做完手术眼睛需要远近调节平衡。光线不能太强也不能太暗，不要躺在床上看书。总之，不能感觉眼睛疲劳，因为术后早期眼睛容易疲劳。要保持一个良好的用眼习惯，注意用眼卫生，不吃辛辣食物，饮食上清淡些，多摄入一些富含维生素 A 的食物。

建议：遵医嘱定期复查，根据术式不同，建议不同。不是必须要看的，尽量恢复时间长点儿再看书。不能剧烈运动，1 周内脏水不能进入眼睛。出门戴墨镜，避免风沙、飞虫进入眼睛。

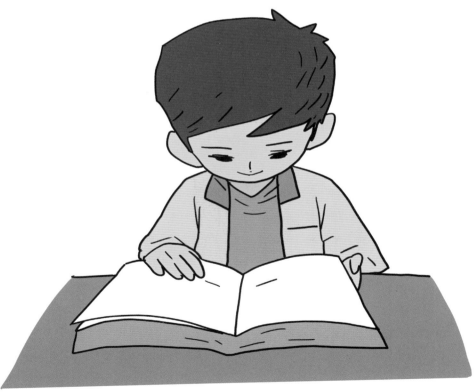

87

术后上班整天对着电脑怎么办？

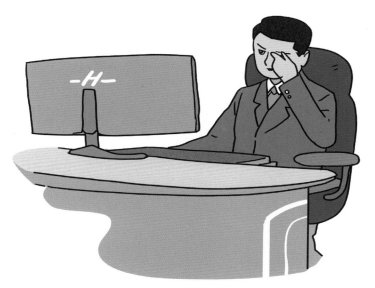

答：网络化时代，工作都离不开电脑，但长时间对着电脑，眼睛容易疲劳，可能会有再次近视的风险；而且眼睛经常盯着电脑，眨眼次数明显减少，眼睛会出现干涩、疼痛等症状。

建议：

（1）尽量不要长时间看电脑，看半小时，应闭眼休息或向远处眺望，或把电脑字体调大，或戴防蓝光眼镜等，或睡觉时戴蒸汽眼罩等来减少电脑对眼睛的伤害。

（2）长时间看电脑眼睛容易干涩、酸胀，点一些不含防腐剂的人工泪液进行润眼治疗，还有滋养角膜的眼用凝胶，这样来改善长时间用眼带来的干涩等情况。如果干涩严重，影响工作，需要去医院进行治疗。

（3）均衡饮食，比如多吃一些蔬菜水果，如胡萝卜、蓝莓、香蕉、葡萄等。总之，放松眼睛，减少看电脑时间，注意用眼卫生是根本。

88 术后可以乘坐飞机吗？

答：做完屈光手术以后是可以乘坐飞机的，影响不是很大。近视的手术治疗目前主要包括两种方式：第一种是角膜屈光手术，顾名思义，这种手术是通过改变角膜的屈光状态，从而达到矫正近视的目的，主要包括准分子激光手术和飞秒激光手术两种。第二种是眼内屈光手术，包括有晶体眼人工晶体植入术和透明晶状体置换术两种，这两种手术适用于不适合角膜屈光手术或超高度近视的治疗，可以用于2000度以内近视的矫正。所以，如果眼睛存在近视，并且有手术治疗的意愿，可以考虑上述几种方法，但前提是一定要到医院检查清楚以后，根据具体检查的结果选择合适的手术方案。

建议：通常大气压的压力不会对眼球造成损伤，但机舱内空气干燥会造成眼部干涩，多滴人工泪液类滴眼液可以缓解。高度近视术后的患者如果感觉眼睛有闪光感或眼前黑影增加明显，要及时去医院眼科就诊，检查眼底视网膜的情况，如果有视网膜脱离迹象就不要乘坐飞机了。如果眼睛胀痛，要测眼压，再决定是否乘坐飞机。

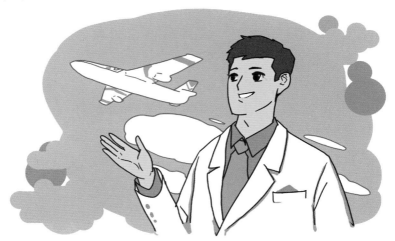

89

术后可以戴美瞳吗？

答：美瞳就是有色彩的隐形眼镜。最早用于眼外伤后遮盖眼表瑕疵，后来逐渐用于日常美容。美瞳可以提供多种色彩、图纹以及亮度，可以使双眼看起来既深邃又闪亮。

现在很多年轻人尤其是女孩子在接受屈光矫正手术后，虽然拥有了完美的视力，但仍想通过美瞳来为双眼增添魅力。那么术后能否配戴美瞳？需要了解哪些知识？如何选择美瞳？配戴过程中需要注意哪些？下面将对这些问题一一解答。

大多数情况下，术后不建议配戴美瞳。如果有特殊需要建议接受手术 6 个月后再考虑配戴美瞳。角膜屈光手术后 3 个月内是角膜上皮重塑的关键时期，这期间屈光度及角膜曲率会发生波动。另外角膜基质创伤修复需要半年时间，而角膜神经修复也需要 1 年甚至更长的时间。因此，在角膜曲率、视力稳定和角膜创伤基本修复后配戴美瞳才是安全的。另外接受屈光手术的方式不同，术后可以开始配戴美瞳的时间也是有差异的。接受准分子激光手术的患者，其角膜创伤修复期较长，角膜神经损伤较多，术后开始配戴美瞳要晚于 LASIK 手术和 SMILE 手术。最重要的是配戴美瞳前应去正规医院屈光手术中心检查眼表情况，确认屈光手术创口愈合并无其他接触镜禁忌证，如结膜炎、角膜炎、干眼、睑板腺功能障碍等。再由专业视光技师验配并开具接触镜（美瞳）处方，保证镜片直径和基弧等参数都是合适的。

美瞳如何选择也是非常重要的。应选择知名品牌，切忌贪图便宜而选择三无产品。美瞳制作工艺不同于普通的隐形眼镜，是将色素层置于两层透明镜片中，也就是超薄三明治技术。相比透明镜片，美瞳的透氧率和含水性受到不同程度折损。但是目前主流品牌也致力于美瞳性能和安全性的改进，透氧率和含水性也达到了比较高的水平。这两方面因素也是挑选美瞳时要重点考虑的。低劣的美瞳产品可能会将色素层涂在隐形眼镜的内表面，这样角膜上皮会直接与镜片的色素层接触摩擦，可能会引起色素脱失、眼部干涩不适、角膜上皮损伤、角膜溃疡甚至失明。挑选美瞳时选择品牌声誉好、价格适中的即可，而且要从正规的视光学中心验配购买。避免一心迷恋高端产品而买到高仿货。

　　初次配戴建议不要超过 4 小时，另外不建议长期配戴美瞳，仅有需求时配戴并尽可能缩短配戴时长；配戴过程中，严格按照接触镜清洁方法并使用合适的护理液清洁美瞳；定期更换护理液及眼镜盒；定期到医院及专业机构复查眼表情况。

90 术后多久可以运动？

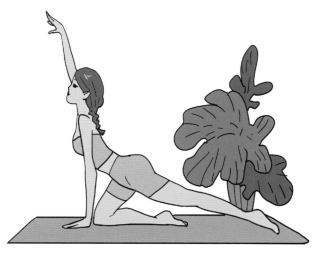

　　答：接受手术后可以做适当运动，但是同时要注意原则，即避免汗液入眼及揉眼等外力作用于术眼。手术后半个月内可做适当的有氧运动，如慢跑、散步、做瑜伽等。术后 1 个月，眼表手术创口完全愈合，就可以去健身房"撸铁"了。3 个月以后可以适当进行部分高强度运动，如球类运动。接受 LASIK 或半飞秒手术的患者要格外注意防护（可配戴防护镜），避免眼部受外力导致角膜瓣移位。运动过程中如出现任何不适，要及时去医院就诊。

91

术后近视会复发吗？

答：术后会有近视复发（专业术语为屈光回退）的风险，只有少数患者会发生。屈光回退是指术后随着时间推移（数月甚至数年），屈光度逐渐向术前同种屈光度转变，但最佳矫正视力多正常。屈光回退发生的原因尚不完全明确。屈光回退的风险有术前屈光度不稳定、近视度数较大、病理性近视、角膜上皮过度增殖、胶原沉积、术后过度用眼等。

一般在手术设计时会综合考虑患者屈光状态、年龄等因素，以降低屈光回退的风险。患者术后更要避免过度用眼，注意用眼卫生，可有效防止屈光回退。一旦发生屈光回退，应尽早去医院就诊排除角膜扩张、晶状体异常改变等。如果眼睛没有发生上述几种病理性情况，还想再次接受屈光手术，可以经过屈光手术医生进行专业检查评估，明确是否能通过二次手术进行矫治。

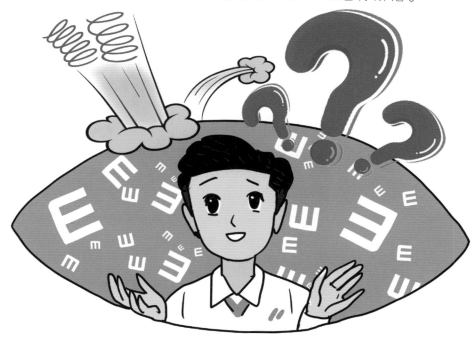

92 术后眼睛的白眼球上有红色的斑块要紧吗？

答：术后白眼球上的红色斑块是球结膜下的毛细血管出血，通常无异常感觉，不需要处理。该症状与手术中负压吸引、手术镊固定眼球等操作有关。一般情况下很少出现，当患者伴有血管脆性较大、血管畸形、高血压等状况，或者术中多次负压吸引等情况下容易出现。球结膜下出血可自行吸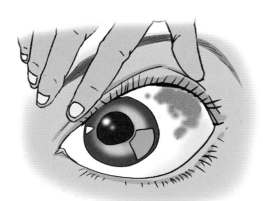收，吸收时间依出血面积大小和个人情况而不同。小面积出血一般需要 1 周左右时间吸收，大面积出血可能需要 1 个月或更长时间吸收。术后早期不建议行热敷、冷敷治疗。

93 术后什么时间去医院 复查？

答：术后去医院复查的时间点依手术方式有所不同。接受全飞秒、半飞秒、LASIK 和 ICL 植入术的患者，需要在术后第 1 天、1 周、1 个月、3 个月、半年和 1 年去医院复查。接受 LASEK 手术的患者去医院复查的时间点为术后第 1 天、3 天、1 周、1 个月、2 个月、3 个月、半年和 1 年去医院复查。接受手术 1 年之后需每年复诊 1 次。

术后遵医嘱定期复查，如有不适及时来诊。

94 术后复查不能按时去医院怎么办？

答：术后第1天和1周必须去手术医院复查，以便手术医生对术后情况详细了解，并指导术后用药及给予其他合理建议。如果出现角膜感染、角膜瓣移位、角膜瓣下脂质沉积等都可以通过及时的治疗而预后良好。如果不在手术医院复诊，其他医生可能不了解病情或者对特殊病情的处理不够专业，会导致治疗延误或病情加重。

术后其他复查节点不能按时就诊，应就近于已开展屈光手术的医院就诊，参照以前复诊时的检查项目完善检查并妥善保存。建议去往具备同等手术资质的医院就诊，例如接受了全飞秒手术，建议去同样能开展全飞秒手术的医院眼科复查。如有疑问或特殊病情，要及时与手术医生联系。

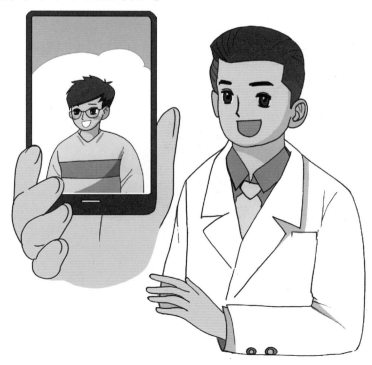

95　做完手术再近视还可以再做手术矫正吗？

答：做完角膜屈光手术再近视的患者可先进行详细检查，评估是否适合再次接受角膜屈光手术矫治近视。如果经过评估，手术后还剩余有相对足够的角膜厚度，角膜形态正常，同时再次近视程度不高，那很有希望能进行二次手术。二次手术的手术方式则根据剩余角膜厚度、初次手术方式、角膜瓣厚度、再近视度数等来决定。若经过评估后不适合角膜屈光手术，可通过配戴眼镜或ICL植入术来矫正近视。做完近视手术后继续保持健康用眼，再近视的风险非常小，不必太过担心再次近视。

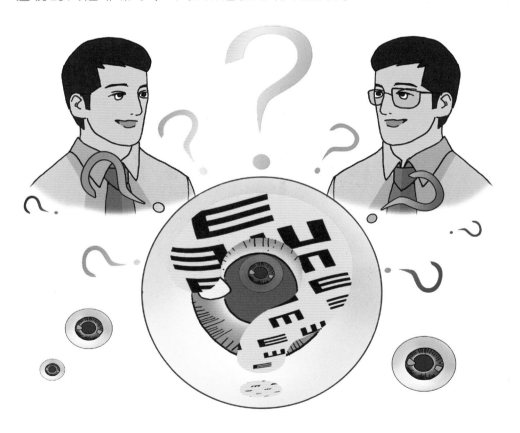

96 做完近视手术还可以做其他手术吗？

答：近视手术一般不妨碍接受其他手术。如果在近视手术后早期有做其他全身手术的需求，建议在全身手术前咨询近视手术医生，帮助评估近视手术对全身手术有无明显影响。但是近视手术后短期内不建议做眼科美容手术，如割双眼皮、开大眼角、上睑下垂手术等。其他眼科急诊手术应根据具体情况评估后决定。

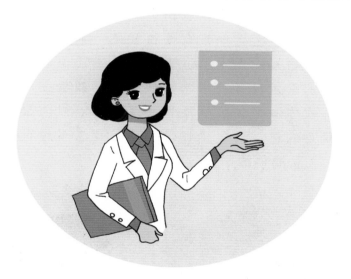

97 术后会影响其他眼病的诊断和治疗吗？

答：常规近视手术包括角膜屈光性手术和眼内屈光性手术，手术不会改变眼表及眼内的其他正常结构。因此手术不会增加患其他眼病的风险，也不会影响其他眼病的诊断。近视手术术后早期眼表仍处于修复阶段，不建议做眼整形手术。其他外伤性急诊手术除外。

98 为什么有些眼科医生还戴着眼镜？

答：屈光手术是一种"锦上添花""好上加好"的手术，该手术有严格的手术适应证，并非所有人都适合接受屈光手术。接受角膜屈光手术需要符合以下条件：①有强烈摘镜意愿或工作需要；②符合屈光手术适应证；③经济条件允许。有些眼科医生还戴眼镜可能因为这些医生不符合屈光手术适应证或者其可以接受戴眼镜的状态。另外近视手术也是一种选择性手术。医生跟其他近视患者一样，眼科医生如果有摘镜意愿，并且经检查符合手术条件，一般也都会接受手术。过去由于技术还没有达到像现在先进的水平，个别医生对近视手术持保留意见或者反对，比如认为术后容易出现视力减退、视觉质量差等问题。目前全飞秒、半飞秒手术技术稳定先进，效果确切。高度近视患者也可以通过眼内晶体植入手术实现摘镜的愿望。

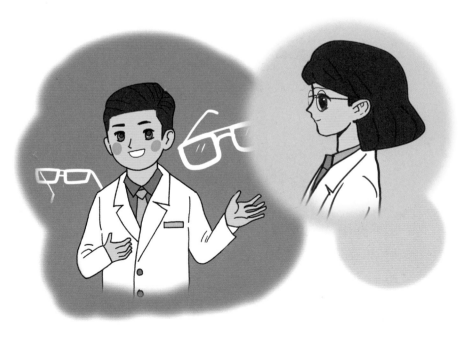

99 做完手术后的视力参军、上军校和警校合格吗?

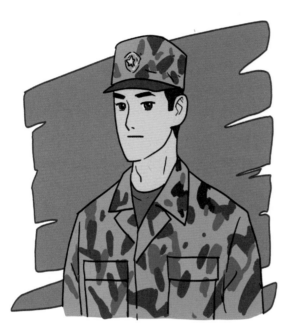

答：屈光手术是一种常见的矫正视力的治疗手段，术后可达到的视力通常可通过术前主觉验光来预测。参军、上军校和警校通常有特定的视力要求，具体要求请参考当年报考指南。目前大学生应征入伍的视力要求为：大学生右眼裸眼视力不低于4.6(0.4)，左眼裸眼视力不低于4.5(0.3)。屈光不正，准分子激光手术后半年以上，无并发症，视力达到相应标准的，合格。服兵役视力要求：任何一眼裸眼视力低于4.8，需进行矫正视力检查，任何一眼矫正视力低于4.8或矫正度数超过600度，不合格。屈光不正经准分子激光手术（不含有晶体眼人工晶体植入术等其他术式）后半年以上，无并发症，任何一眼裸眼视力达到4.8，眼底检查正常，除条件兵外合格。考军校的视力要求为：每一只眼裸眼远视力4.6(0.4)以上，矫正视力在4.9(0.8)以上，屈光度±6.00D等效球镜以下，指挥、水面舰艇、潜艇、装甲、测绘、雷达专业合格。其中，准分子激光手术后半年以上且无并发症，除潜艇、空降专业外合格。如果术前最佳矫正视力能够达到或超过体检规定的视力，则做完手术后的视力一般情况下都会合格。具体情况还是建议咨询屈光手术医生，并进行常规近视术前检查，并由医生进行综合评估。

100 做完手术有什么后遗症吗？

答：屈光手术无后遗症，但是有发生手术并发症的风险。后遗症是在某种疾病病情基本好转后遗留下来的某种组织、器官的缺损或者功能上的障碍。例如脑出血经治疗后病情稳定，但可能会遗留下"偏瘫"的症状，这种症状叫作脑出血后遗症。屈光手术并非治疗近视眼，而是对屈光状态的矫正。换句话说，是把眼镜刻在角膜上或装到眼睛里的一种摘镜手术。近视是可防可控的，一旦发生近视，尚无任何有效手段可逆转近视，只能戴眼镜或手术进行矫正。

屈光手术的并发症包括术中并发症、术后感染、干眼、屈光回退、角膜扩张、眼内炎等。目前屈光手术已经非常成熟，严格的术前筛查可将术后发生并发症的风险降到最低。并且随着手术设备的日益更新，准分子激光治疗仪及全飞秒激光治疗仪具有更出色的稳定性，出现术中并发症的概率也微乎其微。

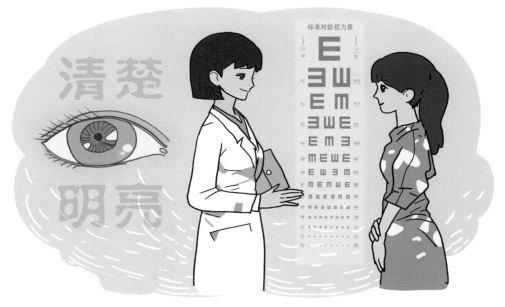